59 Lágrimas de rosa de una primavera ya olvidada

2008-2017

Volumen 1

Autor: JoanCarles Testagorda Garcia

Este poemario es un conjunto de poemas que han sido elaborados única y exclusivamente por JoanCarles Testagorda Garcia (yo mismo). Los poemas están ordenados por orden cronológico. De modo que durante la lectura se podrá observar la evolución literaria durante un período de tiempo comprendido entre 2008 y 2017 (desde los 18años hasta los 27 años de JoanCarles Testagorda Garcia). Aunque solamente se podrá observar la evolución literaria de mis poemas en literatura castellana porque también escribo en catalán y desde aproximadamente 2020 en francés también. Aun así, hasta 2010 apenas había escrito un total de diez obras literarias tanto en catalán como en castellano.

Con todos mis respetos hacía los traductores e intérpretes, considero que la traducción o interpretación literal de la mayoría de obras literarias hace que la obra traducida o interpretada pierda calidad literaria, sobretodo en recursos literarios como la rima o el ritmo del poema.

En 2014 pensé que personas con síndrome de Down podrían escribir mis poemas con su caligrafía. Así se podría utilizar parte del dinero de mis poemarios "59 Lágrimas de rosa de una primavera ya olvidada" y "54 Lágrimas de una primavera ya desterrada" a asociaciones de las que formen parte las personas con discapacidad o síndrome de Down que presten su caligrafía. Obviamente todos los derechos de autor de cualquiera de mis obras son exclusivamente míos y no de otra persona, empresa o asociación. Por lo que no podrá explotar, usar, o vender ninguna de mis obras tanto literarias como de cualquier otro ámbito sin mi expreso consentimiento que aún no he dado nunca.

También pediría y agradecería la colaboración de una persona que quiera hacer las ilustraciones de este poemario.

Explicación del estilo de la obra, breve descripción y biografía del autor JoanCarles Testagorda Garcia

JoanCarles Testagorda Garcia (yo mismo), nací el 21 de Enero de 1990 en Solsona (una pequeña localidad situada en el centro de Cataluña, España). Desde mi nacimiento hasta Septiembre 2006 viví en Solsona. Desde Septiembre 2006 hasta el 4 de Abril de 2019 viví en el Pi de Sant Just, Olius. En el período del 18 de Marzo de 2014 hasta el 17 de Marzo de 2015 viví en Solsona con mi abuela materna (en su apartamento). El 5 de Abril de 2019 fui a vivir al sureste de Francia a Niza (Nice en francés), después he vivido en otras localidades del sureste de Francia como por ejemplo Vence y cerca de Cannes.

Como breve descripción física de mi:
Mido 173 centímetros, ahora peso alrededor de 74Kilogramos, tengo la piel clara, mis ojos son azules y el pelo castaño. Nunca me he hecho ningún tatuaje. Estoy un poquito musculado (a pesar de que en los últimos 2años no hago deporte en general siempre he hecho deporte, no tengo ni he tenido nunca problemas de sobrepeso).

Hablo y escribo en 4 lenguas de forma fluida, catalán, castellano, inglés y francés (tengo diplomas oficiales de inglés y de francés).

A pesar de haber tenido novia, yo nunca he estado casado y nunca he tenido hijos (nunca he estado con una mujer casada, divorciada o con una mujer que tenga hijos, ni con una mujer que tenga más edad que yo, solamente un año más). Algunas personas cercanas siempre han sabido que he escrito poemas debido a que en mi adolescencia gané el concurso de poesía escolar. De hecho en Diciembre2024 dejé de escribir mis libros de física sobre los agujeros negros y sobre la materia y energía oscura (en mis libros solamente expongo mis hipótesis, mis investigaciones científicas) porque me insistían en que publicara un libro de poesía exponiendo mis poesías. Me gusta escribir poesía, prosa y narrativa, pero suelo dar prioridad a desarrollar mis ideas científicas y exponerlas en mis libros.
Algunas personas sabían que escribía poemas pero no sabían que desarrollaba mis ideas científicas, y vice-versa, algunas personas me conocían por mis investigaciones científicas pero no por escribir poemas.

La poesía ha tenido una gran importancia en mi vida debido a que gracias a la poesía conseguí tener confianza en mis capacidades intelectuales. Ya en mi adolescencia escribí alguna poesía (aunque solamente una vez al año para el concurso escolar). Pero nunca creí en poder escribir un libro ni en hacer descubrimientos científicos. Aproximadamente en 2010 y 2011 creé algunas poesías que me dieron confianza para después crear ideas científicas y desarrollarlas. Por ejemplo ya en 2009 (a mis 19años) había pensado alguna buena idea científica por ejemplo había supuesto que debería de existir una energía y que el espacio no es vacío, pero nunca creí que yo podría hacer descubrimientos científicos o que mi ideas pudieran ser buenas. No tenía confianza. Con las poesías, algunas personas me decían que escribía muy bien. Así que escribir me permitió tener confianza para empezar a trabajar en mis ideas científicas. A pesar de ello nunca pensé que yo sería capaz crear ecuaciones. Todos los profesores de matemáticas, también de lengua me dijeron que tenía una gran inteligencia, pero nunca creí en ello.

En 2012 y 2013 anoté algunas de mis ideas científicas sobre quarks, sobre las estrellas etc. En Diciembre 2013 para un trabajo de clase creé las ecuaciones de la recta en 3dimensiones. En clase trabajamos las ecuaciones de la recta en 2dimensiones (paramétrica, vectorial, explícita, continua etc.) decidí crear ecuaciones nuevas en 3 dimensiones, no pensé que podría lograrlo. Pero después de pensar en ello unas 3 o 4 horas, lo dejé y la siguiente semana precisamente en el 29-12-2013 conseguí crearlas. Allí es cuando ya empecé a creer en mi y en mis capacidades intelectuales. Por este motivo en 2014 empecé a crear mi obra "Justicia Universal", creé mi obra de economía" Economía básica" en Mayo 2014 y en 2015/2016 creé mi obra "La Respuesta al Universo" (aplicando mi idea de la unidad relativa). Después ya en 2018 creé mi obra "Earth Mine Functioning" (esta vez aplicando el método científico). De 2014 hasta la actualidad realicé muchos escritos: Pero hasta 2018/2019 no publiqué nada. Por este motivo la poesía ha sido un motor de confianza para mí, un catalizador que me hizo creer que yo podía crear.

Sin contar algunas de mis obras como "Earth Mine Functioning" o "La Respuesta al Universo" en 2024 ya he publicado mi décimo libro que es este libro de poesía. En mis libros solamente expongo mis ideas científicas, nunca he trabajado con otras personas. Me ha costado muchos años de trabajo pues algunas de mis ideas las tuve en 2014/2015/2016 como ya explico en mis libros. Después mostraré algunas imágenes de mi correo electrónico en las que se pueden ver mis poemas de 2013/2014/2015 etc.

Estas son las obras que yo he auto-publicado en forma de libro (hasta Noviembre2024) pero anteriormente a estas obras creé otras obras científicas en especial "Earth Mine Functiong" las cuales no he publicado en forma de libro. Además auto-publiqué algunos artículos científicos. No me gusta perder el tiempo, (el tiempo de ocio, diversión o dormir no es tiempo perdido).

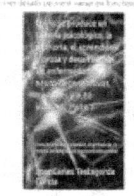

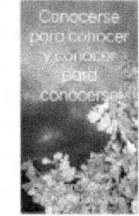

Résultats

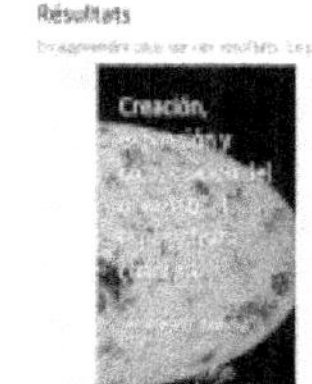

Creación, expansión y composición del universo, el espin y física cuántica: Teoría General Universal JCTG
Broché
22

Como se produce un trauma psicológico, la memoria, el aprendizaje y causa y desarrollo de las enfermedades neuro-...
29

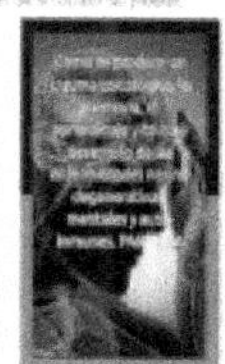

Como se produce un trauma psicológico, la memoria, el aprendizaje y causa y desarrollo de las enfermedades neuro-...
Broché
20

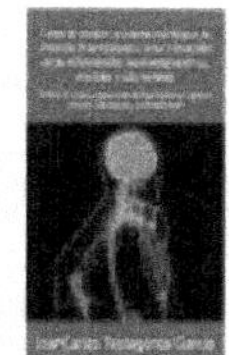

Como se produce un trauma psicológico, la memoria, el aprendizaje y causa y desarrollo de las enfermedades neuro-...
Broché
16

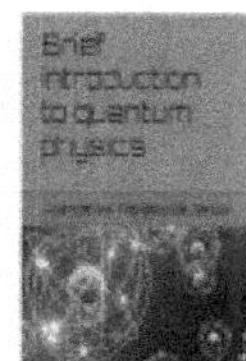

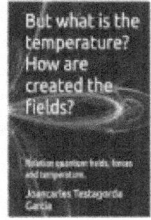

Brief introduction to quantum physics
Broché
14

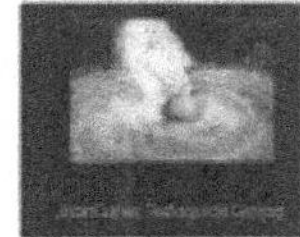

But what is the gravity? What is the time?: Union Einstein's General Relativity and quantum physics theory.
Relié
63

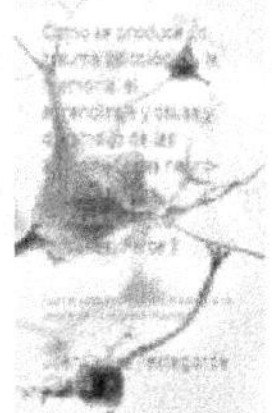

Como se produce un trauma psicológico, la memoria, el aprendizaje y causa y desarrollo de las enfermedades neuro-...
Broché
10

Conocerse para conocer y conocer para conocerse (Spanish Edition)
Format Kindle
Disponible instantanément

But what is the temperature? How are created the fields?: Relation quantum fields, forces and temperature.
Relié
46

Nunca he sido un buen estudiante, el colegio me aborrecía y nunca tuve confianza, nunca pensé en tener una gran carrera académica. De hecho cuando era pequeño quería ser futbolista y sobretodo ser multimillonario.

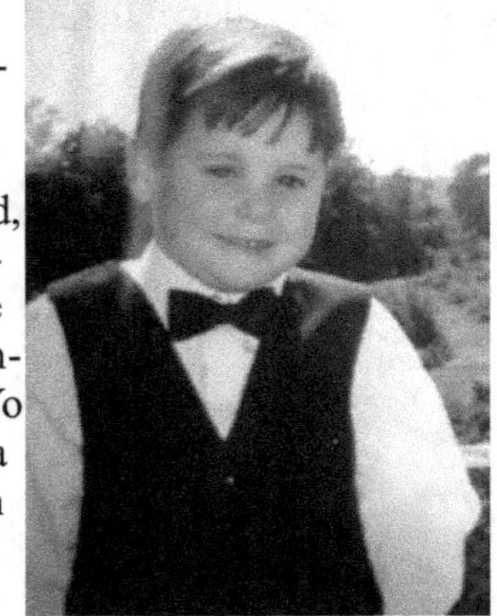

Yo JoanCarles Testagorda Garcia en la fotografía (Solsona).

Desde que era pequeño hasta la actualidad, en todas las clases que he ido los profesores y los compañeros de clase siempre me dijeron que era una persona muy inteligente. También en mi familia me lo decían. Yo no creía mucho en ello. Siempre aprobaba los exámenes sin estudiar o estudiando un poco el último día. En mi infancia todas mis notas eran de excelente, incluido las asignaturas de educación física (gimnasia) después con los años mis notas bajaron progresivamente. Hasta los 15 años en los que muchos días no iba a clase, así que repetí curso. Es verdad que aprendía y aprendo con mucha facilidad, pero nunca me gustó estudiar.

Aproximadamente a los 8 años leía libros de terror, pero después a los 11 y 12 años ya no me interesaban los libros. Ni leer ni estudiar. Nunca supe qué quería ser de mayor, de pequeño quería ser futbolista, después biólogo, después arqueólogo, a los 16 años pensé que quería ser economista. Nunca quise o soñé con ser escritor o poeta, tampoco en ser investigador científico. Quizás por eso creo poemas, expongo hipótesis sobre economía, física, medicina etc. debido a que nunca he sabido qué ser, a qué dedicarme.

En la escuela "Arrels Secundária" incluso en la escuela Arrels primaria cuando éramos pequeños, leímos algunos poemas célebres de célebres poetas catalanes como "Miquel Martí i Pol" y también de otros lugares de España como Antonio Machado.
Ya desde los aproximadamente 12 años (en 2002) en la escuela me hicieron estudiar la historia de la literatura castellana y de la literatura catalana. Además de los tipos de composición como los sonetos, los versos alejandrinos, las rimas consonantes y asonantes etc.

A los 17 años empecé ha hacer bachillerato en el cual tenía asignaturas de literatura, economía, filosofía, matemáticas etc. No me gustaba leer y no leía nunca. En Diciembre 2007 (a los 17 años) dejé los estudios y fui a trabajar en una fábrica textil.
Después en 2010 trabajé unos meses como comercial de energía y volví a los estudios, básicamente en el sector de la medicina aunque también tuve asignaturas de derecho laboral, relaciones en el trabajo etc. Eran diferentes módulos en un mismo módulo.
A su vez en 2010 los fines de semana fui a una academia en Barcelona donde estudié otro tipo de materias. También en 2010, el 21/1/2020 (el día de mi cumpleaños) recibí mi licencia de conducir (en 2009 pasé los tests).
En 2012 hice las prácticas en el hospital de Solsona, pero no eran prácticas remuneradas, en donde entablé relación con algunos de los pacientes que tenía que hacerme cargo. No era un geriátrico pero todos los pacientes tenían una edad media de al menos 70 años.
Entre 2012 a 2014 trabajé esporádicamente en restaurantes familiares.
Entre los pacientes había una mujer a la cual le gustaba la poesía y por ese motivo creé el poema "Cuando la locura hace pinceladas de realidad".
Ya en 2012 tuve algunas ideas científicas pero por falta de confianza no pensé que mis ideas pudieran ser interesantes. Poquito a poco fui teniendo más confianza en mi y en que quizás podría tener alguna idea interesante. Desde 2012 hasta la actualidad empecé ha anotar mis ideas en hojas.

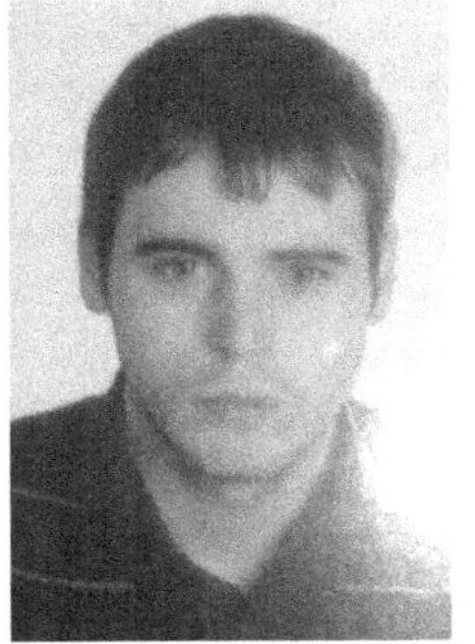
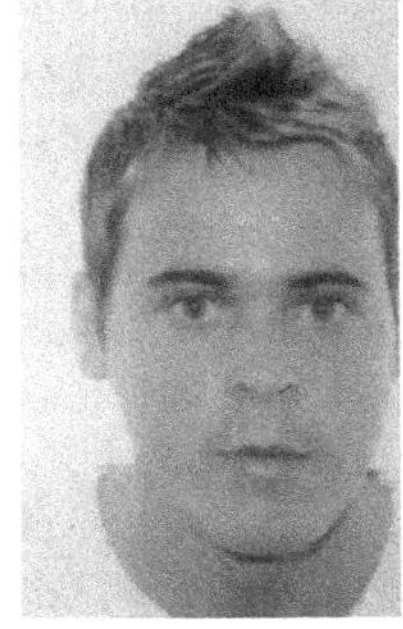

Yo JoanCarles Testagorda Garcia en las dos fotografías. En la fotografía de la izquierda tenía 20años (2020) y 23 en la de la derecha (2013).

En 2013 y 2014 también en el instituto de Solsona, empecé un curso de bachillerato condensado en un año con asignaturas de matemáticas, lengua catalana, lengua castellana, lengua inglesa, física e ingeniería industrial. Las asignaturas de física y de ingeniería industrial eran a distancia y no las hice. Así que debido a estas 2 asignaturas, no me validaron el curso a pesar de haber aprobado todos los exámenes (algunos con altas calificaciones como el de trigonometría).
En clase de literatura castellana y catalana realicé algunas composiciones literarias que después expondré en este libro y en el otro volumen. A pesar de que en internet esté escrito que quedé tercero en el concurso de poesía (Jocs Florals) de 2013/2014 en realidad me dieron el segundo premio por mi poema "91 segons".
En Diciembre 2013 creé nuevas ecuaciones de la recta en 3 dimensiones (paramétrica, vectorial, continua etc. se puede ver en mi correo electrónico joancarles@hotmail.es ya en primavera 2014). En 2013 en clase de matemáticas estudiamos ecuaciones de la recta en 2 dimensiones.
Después en 2014 realicé un trabajo de economía "Economia básica" y mi trabajo de física "Justicia Universal" en el cual expuse algunas de mis ideas como por ejemplo que la energía oscura es el espacio/tiempo y que quizás produce la gravedad. Además creé ecuaciones sin seguir el método científico debido a mi idea de la unidad relativa. Fueron mis verdaderos comienzos en física aunque ya antes había tenido muchas ideas. También anoté algunas de mis ideas de medicina y realicé algunas poesías las cuales después expondré.
En los años 2015 y 2016 realicé mi trabajo "La Respuesta al Universo" parecido a mi trabajo "Justicia Universal" hice ecuaciones sin seguir el método científico pero expuse muchas de mis ideas relacionadas con la energía oscura, la materia oscura, el origen de todo, sobre la luz, los estados de la materia, como y porqué ocurre la propiedad dualidad onda corpúsculo etc. En el libro que auto-publiqué el 12 de octubre de 2024 ("*Creación, expansión y composición del universo, el espín y física cuántica*" Auto-publicado el 12- Octubre-2024 en Amazon. ISBN13 979-8342939744) expuse parte de mi hipótesis de 2014 y 2015 pero esta vez apliqué el método científico en mis ecuaciones.
En los años 2014, 2015 y 2016 creé muchos poemas. En mi correo electrónico se pueden ver algunos de mis poemas y se puede ver como ya en 2015 había creado alrededor de 50 obras (aunque no he podido recuperar todas mis obras).

También en 2012 en mi cuenta de facebook auto-publiqué algunos de los poemas que había creado, por ejemplo en 2013 mi poema "Rosas". En 2012 una amiga y excompañera de clase (fui a clase con ella desde que tenía 1 o 2 años hasta los 15años) la cual es cantante profesional, me dijo que le gustaban mucho mis poemas.
Ella me preguntó si ella podía musicalizar mis poemas (me preguntó si ella podía utilizar mis poemas para hacer canciones). Yo le respondí que sí aunque no acabamos de concretizar nada, de hecho porque yo estaba realizando mis trabajos científicos.
Como se puede ver en las siguientes imágenes que son capturas de pantalla de mi correo electrónico "joancarles@hotmail.es" mi amiga un día me pidió de musicalizar mis poemas y después yo le enviaba mis poemas por si ella quería musicalizarlos.

Como se puede ver en este mensaje, el día 7 de Enero de 2013 a las 13:13 le envié mi poema "Otro cuadro del tiempo"

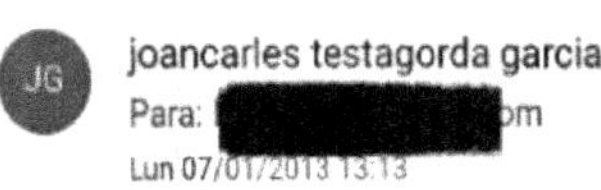
JG
joancarles testagorda garcia
Para: [redacted] om
Lun 07/01/2013 13:13

OTRO CUADRO DEL TIEMPO

-

Cuando la locura hace pinceladas de realidad
Hay un día más para enmarcar
Para el museo del tiempo
Hoy las nubes no esculpen el cielo
Y acabándose el pentagrama del atardecer
El sol cantando
Hace bailar los colores,
Hasta apagarlos,
Muriendo las ultimas notas de la melodía del día
Dejan paso a las estrellas
Que a gritos de luz
Rompen el silencio de la oscuridad.

Mi corazón agradecido
Pacientes siempre guardara,
Y en la misma sala
Las conversaciones siempre permanecerán,

En este mensaje del día 6 de Mayo de 2016 a las 19:05 se puede ver como le envié 2 poemas más “Silencio que se viste en el cielo de tu ser” (poema que creé en 2015) y “Si me quieres…” (de 2016). Hablamos siempre en catalán, por lo que me dijo en este mensaje traducido: Ho, son preciosos… me inspira mucho!! algún día seguro que los musicalizaré. Guau!! Ostras que sepas que me inspiran muchísimo.

A veces se refería a mi como “Testa” debido a mi primer apellido (Testagorda) pues desde que era pequeño me llaman así. Mi entrenador de fútbol empezó a llamarme así en el fútbol cuando tenía 11años. Otras personas como en mi familia me llaman Carles debido a mi nombre, otros más cordialmente JoanCarles.

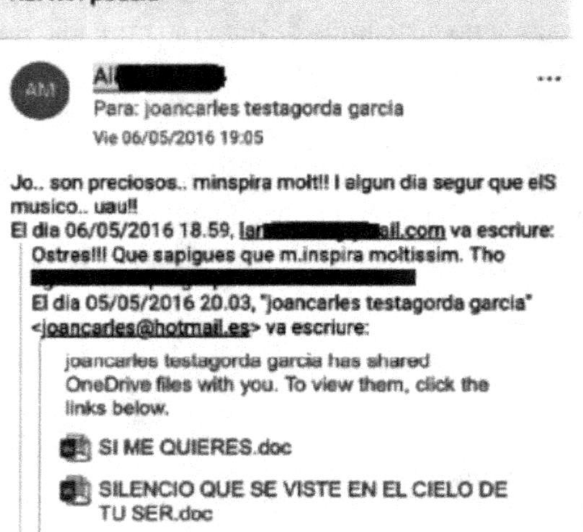
Re: RV: poesia

Al

Para: joancarles testagorda garcia

Vie 06/05/2016 19:05

Jo.. son preciosos.. minspira molt!! I algun dia segur que elS musico.. uau!!

El dia 06/05/2016 18.59, ial.com va escriure:

Ostres!!! Que sapigues que m.inspira moltissim. Tho

El dia 05/05/2016 20.03, "joancarles testagorda garcia" <joancarles@hotmail.es> va escriure:

joancarles testagorda garcia has shared OneDrive files with you. To view them, click the links below.

SI ME QUIERES.doc

SILENCIO QUE SE VISTE EN EL CIELO DE TU SER.doc

En el siguiente mensaje del día 15 de Marzo de 2015 a las 21:53, se puede ver como le envié algunos de mis poemas a mi hermana. (Solamente tengo una hermana y un hermano, mi hermana nació en 1986 y mi hermano nació en 1994).

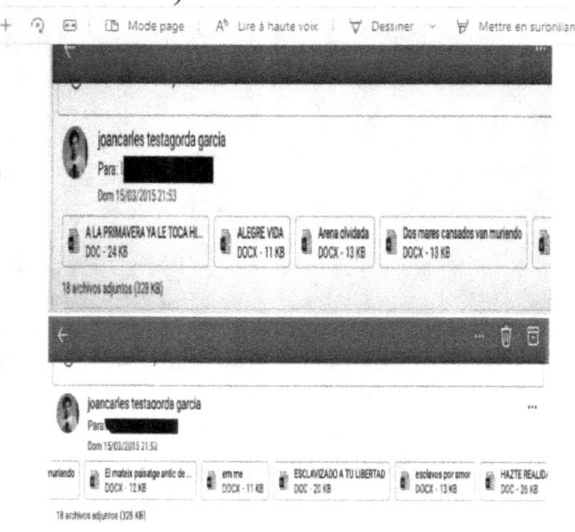

A los 26 años (poco tiempo después de haber "acabado" mi hipótesis "La Respuesta al Universo 2015/2016") empecé a leer libros científicos de National Geographic, de Einstein, Newton, Kepler, Copérnico, Schrödinger, Feynman, Heiseinberg y Planck. Así como un libro sobre la materia oscura y otro sobre los números primos en 2019 a los 29 años (en marzo 2019 creé un teorema (theoremJC) el cual en mayo relacioné matemáticamente con los números primos).
Desde los 8-10 años no había leído ningún libro fuera de los que nos obligaban en la escuela. En 2016 empecé a leer algún libro como Freüd, los textos fundamentales de Freüd (aunque solamente el primer capítulo), y también de filosofía de Nietzsche.
En 2017, a los 27 años preparé este libro, este poemario, pero nunca lo publiqué. En febrero 2020 volví a preparar mi poemario (se puede ver en mis videoselfies) (en Francia porque desdel 5/4/2019 hasta el 30/10/2022 nunca estuve en España, solamente estuve en Francia) pero nunca publiqué mi poemario.
Aproximadamente a los 28 años (en 2018) leí mi primer libro de poesía el cual era un libro que estaba por casa. Era un libro de Antonio Machado, me gustaron algunos poemas de Machado.
En mi adolescencia, en 2006 a los 16 años gané el concurso escolar de poesía de mi clase en lengua catalana con mi poema "Sol i lluna, tu i jo" (escuela Arrels Secundária de Solsona). El siguiente año en 2007 volví a ganar el concurso de poesía con mi poema "M'agradaria" (en 2005 me presenté con mi poema "Dol el retrat de la soletat" pero no gané).
En mi escuela Escola Arrels Primaria (de Solsona), en 1995 a los 5años, también gané el concurso de dibujo de mi clase de dibujo, con un dibujo sobre "Charlie Rivel" (aunque no dibujo bien).

En 2014 (a los 24 años, Instituto Francesc Ribalta de Solsona) quedé segundo en el concurso de poesía escolar, curso CAS 2013/2014 (equivalente al bachillerato). En 2017 realicé un curso de turismo y atención al público y desde Diciembre 2018 hasta Mayo2018 realicé otro curso de acceso a grado superior (el cual ya hice en otra institución en 2013/2014). Una profesora me dijo de presentarme a concursos literarios y es por ello que en 2018 me presenté en los concursos literarios de Rodonyà, de Pompeu Fabra (con mi poema "Poch Fabra Pompeu, Pompeu Fabra Poch" 2018), de Sant Narcís (con mi poema "Jovial Primavera"2018) y de Sant Andreu de la Barca (con mi poema "Caricias perdidas de una flor de invierno que llora versos distantes" (mezcla de 2 de mis poemas de 2016)) pero no gané ninguno de estos concursos.

El 4 de Abril de 2019 fui a vivir al sureste de Francia a Niza (Nice en francés). No hablaba nada de francés, pero hablaba inglés (tengo un diploma de inglés (realicé un curso oficial des del 16 de Enero de 2015 hasta el 23 de Junio de 2015), escribo artículos científicos (principalmente de física y medicina) en inglés en los que expongo algunas de mis hipótesis), lógicamente hablo castellano y catalán.
En Niza las 3 primeras semanas estuve viviendo en hostales, después en un apartamento y a finales de Julio2019 encontré un trabajo con alojamiento incluido cerca de Niza (en el trabajo tenía que realizar tareas como ocuparme de una tienda, de la caja registradora, la exposición de objetos etc. también tenía que conducir el camión y otros vehículos etc.). Mi jefe me dijo que trabajaba bien así que en Octubre2019 me dijo de trasladarme en una tienda cerca de Cannes. En la cual realizaba todo tipo de tareas ya sea tareas de la tienda (exposición, caja etc.)así como conducir la furgoneta, era transportista de muebles y otro tipo de objetos como electrodomésticos. (Lógicamente al mismo tiempo que trabajaba también hacía mis investigaciones científicas después del trabajo o en la pausa).

Algunos de los clientes me ofrecieron varios empleos y opté por un empleo (no remunerado) relacionado con los animales en una protectora animal (en Francia). También tenía que conducir una furgoneta para transportar animales por ejemplo para llevar los animales al veterinario, hacer intervenciones con animales perdidos sobretodo perros, cuidar los animales como darles la comida, ocuparme de lavar su recinto, comprar comida para los animales etc. Por ejemplo muchas veces tenía que ir a la comisaría de policía a buscar perros perdidos o abandonados. Después tenía que encontrar al propietario del perro en el registro de animales, llamar al propietario para después entregarle el perro si se encontraba el propietario. Analizar el animal para ver si se tenía que llevar al veterinario en caso de que estuviera enfermo o presentara síntomas de lesiones. En el caso de que el perro no tuviera propietario debía de cuidar del perro, darle de comer, darle su medicación si tenía que medicarse, lavar su recinto etc. durante 3 semanas el perro estaba en un recinto pequeño y si en esas 3 semanas nadie lo reclamaba el perro se podía dar el perro en adopción por lo que lo trasladaba en un recinto mucho más grande en el cual debía de ocuparme del perro, darle de comer, lavar el recinto todos los días etc. hasta que fuese adoptado. Es un trabajo que me gustaba pero no pagaban dinero a pesar de ofrecer el alojamiento.

Así que estuve más de un año allí, alojado allí también. Otras tareas comportaban el mantenimiento de las instalaciones etc. En verano, al mismo tiempo trabajé en un restaurante porque el empleo no era remunerado. En España he tenido múltiples empleos porque he ido intercalando épocas de estudio con temporadas de empleo. Aunque muchos de los empleos que he tenido no tienen relación con lo que he querido hacer que es dedicarme a la investigación científica. Por ejemplo he trabajado mucho en restaurantes (restaurantes familiares). En fábricas como por ejemplo en una fábrica textil, y en otra de cables eléctricos, en talleres de construcciones metálicas, como mozo de almacén en un gran almacén de productos de construcción de edificios, cuidador de una persona, repartidor, comercial de energía, en Francia incluso trabajé como cuidador animal etc.

También en 2010/2011 iba cada fin de semana a Barcelona (en una academia donde hicimos un poco de derecho, historia de Cataluña, un estudio de los políticos actuales como de la unión europea etc.) para prepararme a unas oposiciones públicas (las cuales no quería pasar) saqué dos 6 pero por suerte no pasé la oposición por poco.

Como en verano 2021 no tenía tiempo para realizar mi investigación científica (sobre la esclerosis múltiple) y como no encontraba alojamiento, en Setiembre 2021 fui a vivir en otra región de Francia. Así que el 5 de Septiembre de 2021 me mudé en un apartamento en otra zona del sureste de Francia. Estuve alojado en casa de una chica des del 5 de Septiembre de 2021 hasta el 2 de Mayo de 2022 en el que me mudé en un apartamento del mismo edificio y en el que estoy des del 2/5/2022 hasta la actualidad Enero2025.
Desde entonces solamente he trabajado en mis libros y artículos en los cuales expongo solamente algunas de mis hipótesis. Desde 2014 a 2018 creé algunas ecuaciones científicas pero solamente desde 2019 a 2024 he creado muchas ecuaciones científicas, más de 5000 (no son todas correctas) en 2024 (en un periodo de 6 años).

A pesar de que ya en Septiembre 2019 hablaba el francés fluidamente, en Cannes (Francia) de Noviembre2019 a Enero fui a un curso de francés aproximadamente 10 días en total. Al empezar el CoVid en Febrero el curso terminó. Después como el 17 de Agosto de 2020 empecé mi empleo en la protectora de animales en otra zona de Francia (Sureste) dejé de ir al curso de francés. Como el 5-9-2021 me mudé a otra zona

del Sureste de Francia empecé un curso de francés de Noviembre a aproximadamente Mayo2022. El problema es que el nivel de ese curso era muy bajo para mi pues había personas que a pesar de estar más años en Francia todavía no sabían ni hablar el francés. Durante unas semanas hasta Mayo 2021 una profesora (muy amable) me dio clases especializadas de francés en las que ya trabajamos todos los tiempos verbales y muchas excepciones de la lengua.
Precisamente el 8 de Febrero de 2021 creé mi poema "Terre qui bat en moi" ("Tierra que lates en mi" el cuyal auto-publiqué en ACADEMIA.edu) para presentarlo en Francia (también presenté otro poema que creé en Octubre2019 que es "Quand l'étoile tomberait" que auto-publiqué en ACADEMIA.edu), yo lo recité y también mi profesora recitó mi poema, me dijo que le gustó mi poema.

Des del 7 de Noviembre de 2022 hasta el 24 de Enero de 2023 hice un curso oficial de francés subvencionado por el estado Francés. En Febrero2023 obtuve mi 14 primer diploma de francés B1 y en Mayo2023 obtuve otro diploma en lengua francesa en la Universidad de Avignon. Es un diploma que permite el acceso a la universidad en Francia (nivelB2) que es equivalente a estudios de lengua francesa de acceso a la universidad (lo que estudian los alumnos franceses antes de ir a la universidad). Por este motivo ya nunca más he ido a cursos de francés y me he dedicado a mis investigaciones científicas que expongo en los libros que ya auto-publiqué.

A comienzos de 2024 me invitaron a participar en un taller de poesía en francés (eramos 3 personas) porque ya escribía poemas en francés como "Terre qui bat en moi". Fui 4 veces a ese taller. El primer día las personas leían un poema que les había gustado, yo les pregunté si podía leer el poema que había creado y me dijeron que claro. Leí mi poema "Terre qui bat en moi" que había creado en 2022, y mi poema "Le bateau de la vie après la vielle fenêtre de rêves" ("El barco de la vida detrás de la vieja ventana de sueños") que creé en Julio2019. Después de este primer día con una de las participantes decidimos crear un taller de creación de poesía (también eramos 3 personas). Cada vez proponíamos un tema, que yo no sabía con anterioridad y en 20 minutos cada persona hacía su poema (unos 20 versos en 20 minutos). Los poemas que yo creé en el taller de poesía son "Joie" "la vie en fleurs" y "Oseront'ils vers la lune regarder".

Nadie ayudaba a otros a crear pero sí que cada persona daba su opinión sobre los poemas que cada persona leía. Cada persona tenía un estilo diferente de escritura, el mío era más prosaico debido a los adjetivos que yo utilizo en los que utilizo muchos antropomorfismos, un estilo un poco surrealista. Después lo explicaré.

En el taller de poesía una compañera propuso de participar en un concurso de poesía y así lo hicimos (lógicamente cada uno con su poema). Yo mejoré y amplié mi poema "Oseront-ils vers la lune regarder" de más de 50 versos, y lo presenté en el concurso de poesía francesa en Abril2024. Después no hemos hecho ningún otro día el taller porque me he dedicado a mis obras, a mis hipótesis científicas.

También en 2019, 2020 y 2021 creé otros poemas mientras realizaba mis hipótesis científicas e iba anotando mis ideas en medicina e ideas de otro tipo como en invención. La investigación científica ha sido mi principal ocupación, es lo que más me apasiona, a pesar de ello hasta 2013/2014 no empecé a crear hipótesis científicas ni a pensar en que podía ser científico.
Así que la poesía me ha permitido creer en que podía crear.

A finales de febrero 2020, después de haber creado y auto-publicado mi trabajo de astrofísica "Earth Mine Functioning (de Febrero de 2018 al 6 de Enero de 2020)" decidí crear este libro de poemas puesto que en 2017 ya había preparado todos mis poemas en lengua castellana de 2008 a 2017. Conservé el título que había pensado "57 lágrimas de rosa de una primavera ya olvidada" añadiendo los 2 poemas que todavía no había puesto, por tanto son 59 (en realidad he creado más de 60poemas en lengua castellana pero no he podido recuperarlos todos, y muchas veces he pensado frases que nunca he anotado). También en 2017 pensé en nombrarlo "57 lágrimas de rosa de una primavera desterrada" (en vez de olvidada).
Había auto-publicado algunos de mis poemas en mi cuenta de Facebook "JoanCarles YoIje Martin TG" pero no autopubliqué mi libro (algunos de mis poemas los dejé en mi correo electrónico en 2013/2014, en mi cuenta joancarles@hotmail.es).

El poemario lo dejé en el ordenador como otro proyecto para hacer. En 2016 y 2017 tenía pensado que personas con síndrome de Down podrían reescribir mis poemas y que así el dinero de este proyecto literario podría ser para ellos, para la asociación de personas con síndrome de Down.

En 2020, estando en Francia (en todo 2020 y 2021 nunca estuve en España y en 2022, 2023 y 2024 solamente estuve 2 o 3 días cada año que fui, siempre estoy en Francia) decidí crear el libro otra vez y añadir todos los poemas de lengua castellana que creé en 2018, 2019 y 2020. Sucedió que empezó el confinamiento del Covid en Francia y es por ello que al no tener que ir al trabajo tenía muchas horas libres y empecé a crear mi obra de física "Quantum Optics JCTGU". Además en mi libro quería incluir mis ideas de 2016 en neurociencia sobre efectos sinestésicos subconscientes aplicados a la poesía para explicar porqué el vocabulario utilizado en la poesía hace que determinadas palabras tengan una mayor carga emocional. Lo expongo un poco en mi libro "Como se produce trauma psicológico, la memoria, el aprendizaje y causa y desarrollo de las enfermedades neuro-degenerativas, mentales y auto-inmunes parte2A Causa y desarrollo de la depresión, el Toc, la esquizofrenia y la epilepsia" que auto-publiqué el 13 de Enero de 2024, Es el segundo libro de la serie Fisiología Magna aunque es el cuarto libro de investigación medical que creé y que auto-publiqué.
No quería exponer mi idea hasta haber auto-publicado mi obra, mi libro "Fisiología Magna".Así que dejé el libro de poemas y me puse ha hacer física debido al Covid.

En 2022 y 2023 después de regalar ha algunos miembros de mi familia (no a mis padres) los libros que había creado (otros compraron mis libros), me volvieron a insistir para que creara un libro de poemas. Les dije que cuando tuviera un poco más de tiempo lo haría. Como siempre estoy ocupado con mis hipótesis entonces decidí hacerlo a principios de Diciembre 2024.

Cuando en Diciembre2024 empecé ha crear el libro pensé en que debía de dividir mi libro de poesía en al menos 2 volúmenes. Así que decidí hacer el primer volumen en Diciembre2024 y el segundo volumen en Enero 2025 (así lo hice). Me he pasado casi todos los días de Diciembre2024 encerrado en mi apartamento en Francia (Sureste) (creando este libro y algunas ecuaciones de física), en especial los días de navidades, sin ver a mi familia como en los últimos años.

De hecho en los 5 años y medio pasados en Francia siempre he aprovechado el periodo de Navidades para trabajar en mis creaciones y ninguna de esas navidades las he pasado en España (desde que fui a vivir a Francia solamente he estado en total 6 días en España (en 2022, 2023 y 2024) en los que he visitado solamente algunos miembros de mi familia).

Como ya había preparado mi libro de poemas en lengua castellana de 2008 a 2017 decidí explicar y analizar un poco mis poemas a fin de que el lector comprenda el porqué creé los poemas de esta forma. Pues me basé en mi idea neurocientífica de utilizar siempre palabras de fuerte carga emocional y muchos antropomorfismos. Algo que se puede apreciar es que en mis 2 o 3 primeras poesías de 2008 y 2009 aplico antropomorfismos pero todavía usé palabras de poca carga emocional. Después lo explico a medida que voy analizando mis poemas iré exponiendo algunas de mis ideas.

EXPLICACIÓN DE MI ESTILO LITERARIO

Ahora voy a exponer un poco mi estilo literario. El cual como se podrá ver en mi poemario ha ido evolucionando con el paso del tiempo. También como ya hice en el taller de poemas voy a exponer un poco neurocientíficamente el porqué escribo así y mis ideas acerca de diferentes factores de la literatura. Cuando era pequeño nunca tuve ganas de escribir a pesar de que en mi escuela cada año premiaban a los mejores poemas escritos (escuela Arrels Primária de Solsona, a la que fui de 1993 a 2002 (de los 3 a los 12 años)).
Pero después a los 15 y 16 años también en la escuela empecé a mostrar más interés para hacer un poema para el concurso escolar.
Lo que me enseñó la profesora es a utilizar el diccionario de sinónimos. En clase, a los alumnos nos dijo que no utilizáramos siempre las mismas palabras y que intentáramos utilizar algunas palabras menos corrientes.
A pesar de ello creo que la belleza de la poesía está en la expresión de las palabras, en lo que nos transmiten esas palabras, en lo que nos hacen sentir. En 2006 y también en 2007 (tenía 16 y 17 años) gané el concurso escolar de poesía con mis poemas "Sol i Lluna, tu i jo" y "M'agradaria" (después en 2014 quedé segundo en el otro instituto que fui con mi poema "91segons").
Otros poemas que presenté por ejemplo en 2005 es "Dol el retrat de la soletat".
En mis poemas de cuando tenía 16 y 17 años trabajaba mucho los conceptos pero utilizaba pocos antropomorfismos y mi estilo era más directo.
En 2008 estaba trabajando, no estudiaba. Y decidí crear un poema, esta vez escribí en lengua castellana. Pasar de escribir poemas en castellano no me costó a pesar de que tengo un vocabulario en catalán mucho más rico. Lo primero que pensé en 2008, cuando estaba creando mi poema, era que los poemas nos gustan porque las palabras que utilizamos son bellas. Y pensé que utilizando antropomorfismos le daba al poema una calidad superior. A pesar de la baja calidad literaria de mis primeros 4 o 5 poemas, en este libro los expongo para que se aprecie mi evolución literaria.
En las últimas estrofas ya se puede apreciar que utilizo mucho la rima interna además de la rima externa. Pero se puede observar que las metáforas son de baja calidad todavía. Ya se observa que como siempre mez-

clo paisajes con actos y escenas de amor, algo que siempre he seguido haciendo.
En muchas de mis obras el amor es el tema central de mi obra. Para describir el amor utilizo la relación de metáforas de objetos relacionados con una fuerte carga emocional con sentimientos, acciones o las personas que participan que son los enamorados o el enamorado.

Ya en aproximadamente 2010 (a los 20 años), comprendí que utilizar palabras simples que nos hacen sentir más "sentimientos", más intensos, le daba una mayor calidad a mis obras. Por tanto, en la mayoría de mis poemas utilizo palabras relacionadas a una fuerte carga emocional.
Lo que hice en 2016 fue pensar porqué sucede esto, después expondré mi idea de 2016. Además me di cuenta de que utilizar antropomorfismos permitía relacionar elementos que ya asociamos ha algo bello (el Sol, el mar, el crepúsculo, el rocío, las estrellas, la oscuridad, la luz) a estados emocionales, a sentimientos.
Esto también aumentaba la calidad de mi obra pensé. Y es por ello que siempre relaciono bellos paisajes, elementos, con emociones, sentimientos, escenas bellas.
Un antropomorfismo es dar una cualidad de persona a un elemento u objeto no animado. Es decir, algo que no siente nada porque no tiene sentidos para sentir se le da una cualidad de persona. Por ejemplo:
"el mar sueña"
El mar es un elemento, el mar no siente nada porque no tiene sentidos para sentir. De modo que se le da una cualidad que solamente un ser vivo puede sentir. Un recurso que yo utilizo en mis poemas es la doble metáfora. Por ejemplo:
"mi cielo sueña con tu mar"
El color azul del mar o el del cielo que son del color de los ojos de una chica que tiene los ojos azules y de mis ojos porque mis ojos son azules, hago una metáfora y cuando digo "mar" quiero decir ojos azules de ella y cuando digo "cielo" son mis ojos. Lo cual debería escribirlo como:

"mis ojos sueñan con tus ojos"

Pero además utilizo la metáfora antropomórfica de que los ojos, como el "cielo", soy yo, y que el "mar" es ella. Así que el significado simple sería:

"Yo sueño con estar contigo" (con tener una relación contigo)

Es por ello que existe una doble metáfora, lo cual es un recurso que utilizo de forma recurrente en mis obras.

Al principio, en 2008, 2009, 2010, 2011 etc. cuando creé mis poemas, como muchos de mis poemas eran más simples, sin tanta metáfora, se entendían mejor.
Me gustaba no explicar mis poesías porque los lectores podían interpretar mis versos de formas muy diferentes. De hecho en muchos versos expreso un doble sentido, es fácil de no poder interpretar lo que expreso. Creo que a veces la interpretación de muchas palabras, es un poco como imágenes de Roscharck. Porque se pueden dar interpretaciones de lo que creen basándose en lo que se imagina la persona, en lo que hay en su subconsciente, en lo que le ha transmitido una palabra que se relaciona con otras palabras del verso o de versos aparejados etc.
Así que el subconsciente de la persona puede interpretar de forma diferente el sentido de un verso porque relaciona de forma subconsciente lo que le hace sentir una palabra, con los conceptos que relaciono con la palabra.
Por ejemplo, cuando expreso:

"la luz en mi rostro era como una mariposa de dulce aleteo"

En este verso ya expongo que el sujeto es la luz y que la siento en mi rostro cálida, dulcemente.
También podría expresarlo como:

"la luz como un dulce aleteo mariposa en mi se posaba "

A pesar de la belleza de mi verso, si una persona (el lector) ha relacionado en su red neuronal (en su cerebro) a una mariposa con un asesinato, por ejemplo con un asesinato de una niña pequeña que llevaba una camiseta con una mariposa, lo que sucede es que el lector podrá liberar neurotransmisores que le producirán miedo, dolor, repulsa etc. (los neurotransmisores son hormonas cerebrales que nos producen los estados de ánimo, los sentimientos).
Pero si el lector relaciona la palabra mariposa (en su red neuronal) con sentimientos positivos, agradables, felices, y también asocia la luz con algo bueno, algo agradable, entonces mi verso le hará sentir (si se concentra en mi verso) sentimientos agradables (ya que se liberarán neurotransmisores como oxitocina, serotonina, dopamina etc.).
Esto es lo que pensé en 2016 y que ya expuse en mi parte2A, de mi serie de 5 libros "Fisiología Magna" auto-publicada en Amazon.
Como se produce un trauma psicológico, la memoria, el aprendizaje y causa y desarrollo de las enfermedades neuro-degenerativas, mentales y auto-inmunes. Parte2A Causa y desarrollo de la depresión, el TOC, la esquizofrenia y la epilepsia. Auto-publicado el día 13-Enero-2024 ISBN-13- 9798865051398.

Por tanto cuando escribo poesía utilizo palabras que relaciono con cosas bellas. Produciendo un efecto subconsciente de producción de sentimientos a través de palabras que me hacen sentir. Yo no utilizaría una palabra como "retrovisor" en mi poemas, porque no me hace sentir nada, no produce emociones en mi.
Esta es una de las hojas (papeles) originales (de 2017), en la que escribí mi idea neuro-científica sobre la emocionalidad de las palabras. Ya expuse mi hoja en mi libro "Parte2A Causa y desarrollo de la depresión, el TOC, la esquizofrenia y la epilepsia". Auto-publicado el día 13 de Enero de 2024 ISBN 13-9798865051398.

Lo que escribí en la hoja es mi idea:
Neurociencia a nivel neurológico y a nivel psicológico aplicando el psicoanálisis de Freüd. Lo que ocurre es que las palabras que están asociadas a sentimientos, al escucharlas, el "ELLO" (ID en inglés) que es el subconsciente crea asociaciones (neuronales), como por ejemplo la palabra mirada suele estar asociada a varias cosas, algunas de las cuales son románticas. Como 2 personas que se miran. Quizás neurológicamente el cerebro crea sinapsis de redes neuronales entre las zonas del cerebro. Como ya pensé en 2016. Entonces lo que hace el cerebro al escuchar la palabra mirada es asociar la palabra con el área de Brocca (que es el área del lenguaje) con el área del cortex visual en la que se activa un conjunto de neuronas que crean la imagen de una mirada (por ejemplo la mirada de 2 personas, de forma romántica) también quizás se pueda asociar al área de la memoria a largo plazo y en la que se activa un recuerdo de por ejemplo mirarse con una chica y sentir una sensación de calidez.
Así que como esta área y también otras áreas están asociadas al cerebelo que produce sentimientos (diferentes hormonas, neurotransmisores) también se activa el cerebelo. Este proceso hace que con solo escuchar una palabra, como la palabra mirada, se activan (como en el ELLO) de manera subconsciente, diferentes áreas las cuales crean la asociación de la palabra mirada con quizás algo romántico, un recuerdo y con sentimientos como de amor. Lo cual produce en el "YO" (EGO en inglés) de la persona de forma muy breve la relación de mirada con amor y se puede sentir de forma leve amor (u otro sentimiento) cuando la persona escucha la palabra mirada.
En cambio, si se escucha la palabra "salida de emergencia" no se crearán sentimientos, a no ser que se hayan tenido una experiencia o algún recuerdo que creara sentimientos. Pero en principio, ciertas palabras

como tecnicismos u otras, no están asociadas a sentimientos y por este motivo no se activan (o no con mucha intensidad) áreas cerebrales como el cerebelo (u otras áreas) que crean sentimientos. Por este motivo hay palabras que producen sentimientos que se manifiestan en la parte consciente (YO, EGO en la teoría de ≈1900 Freüd) y en cambio otras palabras no.
Con lo cual, como ya pensé, utilizar palabras más asociadas a sentimientos, hace que literariamente si se utilizan un determinado tipo de palabras la obra literaria creará un mayor impacto emocional (si son palabras asociadas a una fuerte caga emocional).

NEUROCIENCIA a nivel [illegible] PSICOANALIZADA [illegible]

52 a nivel psicológico aplicando a Freud, lo que ocurre
es que las palabras que están asociadas a sentimientos,
al escucharlas el "ELLO" ID (subconsciente) una
[illegible], como por ejemplo la palabra mirada suele
estar asociada a varias cosas algunas de las cuales
son románticas, como 2 personas que se miran.
Quizás neurológicamente el cerebro crea sinapsis
de red neuronal entre las zonas del cerebro como [illegible]
en 2016, entonces lo que hace el cerebro al escuchar la
palabra mirada es asociar la palabra con el área de
Broca (que es el área del lenguaje) con la área del córtex
visual en la que se activa un conjunto de neuronas
que crean la imagen de una mirada (por ejemplo la mirada
de 2 personas de forma romántica, también quizás se puede
[illegible] en la área de la memoria a largo plazo
se activa un recuerdo de por ejemplo [illegible] con una chica
y sentir una sensación de felicidad. Así que como esta área y también
otras están asociadas al cerebro que produce sentimientos
(diferentes hormonas) también se activa el cerebelo. [illegible]
este proceso hace que con solo escuchar una palabra
como la palabra mirada, se activan
de manera inconsciente diferentes áreas (como en el ELLO)
la asociación de la palabra mirada con [illegible] los cuales crean
un recuerdo y con sentimientos quizás algo romántico
produce en el "YO" "EGO" de la persona [illegible] lo cual
[illegible] mirada [illegible] de forma [illegible]
[illegible] un sentimiento [illegible]
palabra mirada. En cambo.

Si se escucha la palabra "salida de emergencia" no se [illegible] sentimientos [illegible] [illegible] que se haya [illegible]

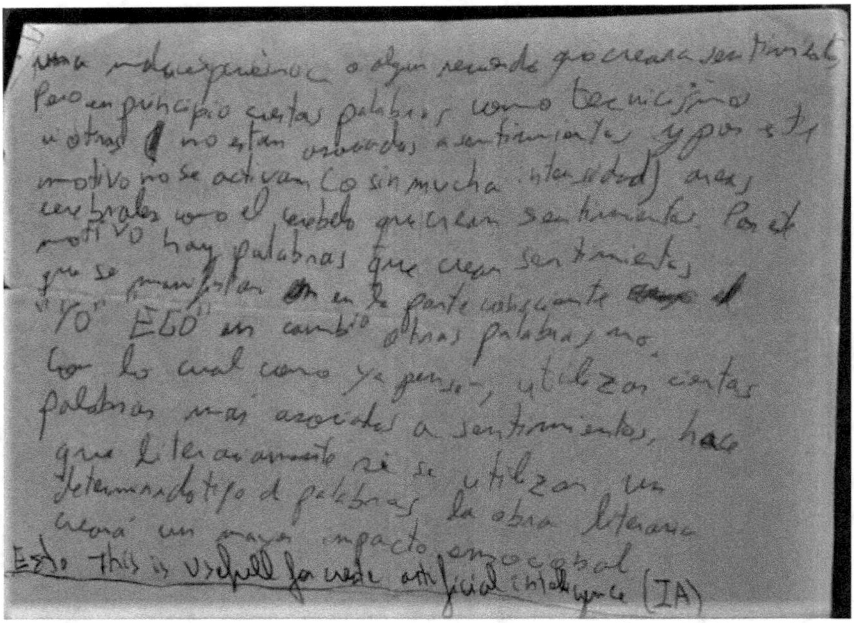

Esta es una imagen de la hoja de 2017 en la que escribí mi idea, es la parte trasera de la hoja.
En 2019,2020 y 2021 mejoré mi idea (la expus en mis libros que ya cité). Por ejemplo, relacioné la potenciación del impulso con el tipo de neurona como las glutamaérgicas, noradrenalinérgicas, las Gabaérgicas (son inhibitorios) etc. con una mayor o menor liberación de neurotransmisores, la capacidad de crear conexiones neuronales y el tipo de neurona que se crea. Por tanto la carga emocional depende de la frecuencia e intensidad del impulso eléctrico el cual es modificado según la cantidad y tipo de neuronas por las que se transmite. Así que la potenciación modifica la intensidad del impulso lo cual afecta a la carga emocional.
De modo que moléculas o incluso proteínas que afecten a la neurona afectarán a la potenciación, a la carga emocional. Un poco como ocurre con el TOC (Trastorno obsesivo compulsivo).

También, creo que las interpretaciones que se le pueden dar a un verso o a los significados de un poema, puede ser un efecto más sutil que la paranoia en el que el lector relacionará el poema con aquello que piensa o que relacionó con determinadas palabras.
Por ejemplo:

"El Sol se apiada de mi piel"

El lector puede pensar que el Sol quema mucho (al llegarle al sujeto rayos de Sol de alta energía como rayos UVA), y que la persona no se quema con el Sol porque se cubrió la piel.
Claro lo que yo quiero expresar con este verso es que el Sol toca la piel de la persona y que son rayos que le hacen bien a la persona. Necesitamos la luz del Sol para sintetizar vitamina D3, sino tomáramos el Sol enfermaríamos.
¿Porqué el lector podría pensar que el Sol quema mucho? Porque en general puede relacionar la palabra apiadar con que una persona hace daño a otra y después deja de hacerle daño porque se apiada. Así que relaciona el verso con un posible daño el cual se deja de hacer (misericordia).
Pero mi intención es simplemente expresar la bondad y la dulzura del Sol sobre la piel.
Por este mismo hecho mis poesías son fácilmente mal-interpretables. Se puede saber a veces como el subconsciente de la persona permite ver como la persona piensa, su tipo de lógica o incluso saber qué piensa de mi.

En los casos en los que el sujeto tiene poco imaginación, es posible que diga que el verso no significa nada. Pero claro que tiene significado, lo que pasa es que hay que tener suficiente capacidad lógica para entender la complexidad de los diferentes conceptos relacionados.
Es un poco como desencriptar un mensaje en el cual sabiendo qué lógica sigue se sabe interpretar.
De este modo en mis poemas lo que hago a veces es expresar de forma más fácil un concepto que es fácilmente interpretable, pero a su vez le doy también una significación más sutil la cual es difícil de interpretar.

Debido a ello me vi con la obligación de explicar mis versos para que el lector pudiera interpretar mis poemas de forma correcta. En muchos casos el nivel de complejidad de algunas de mis poesías es muy alto. Por eso ya esperaba que muchas personas no podrían comprender e interpretar bien mis poemas. Pero es que escribí mis poemas para mi mismo, para divertirme. Nunca he querido dedicarme a la poesía de forma profesional, lo que me apasiona es crear hipótesis científicas pensando y creando ecuaciones, la investigación científica.

Siempre he sido una persona sensible aunque generalmente no escribo lo que siento. Sensible no quiere decir que llore con facilidad, o que me enfade con facilidad porque no es el caso. Sensible es la capacidad de

sentir y sentir permite comprender. No tengo ni he tenido efectos sinestésicos. La sinestesia es por ejemplo ver una imagen del número 7 y sentir un sabor como sabor a naranja, o por ejemplo es ver una pared negra y sentir un olor a limón. La persona mezcla conceptos con sensaciones que no tienen nada que ver.
Pero en la sinestesia la persona experimenta conscientemente estas sensaciones mezcladas. Lo que yo pensé es que en mis poemas se crean efectos sinestésicos de forma subconsciente porque el cerebro asocia áreas de forma natural. En la sinestesia algunas áreas no deberían de producir los efectos que producen. En mi poesía no expongo un efecto sinestésico que no se debería producir, sino que es algo que todo cerebro normal produce de forma subconsciente.
Por ejemplo la palabra amor la relacionamos de forma subconsciente y consciente a imágenes, olores, actos etc.

El amor es una necesidad que hay que satisfacer, así como la necesidad de beber agua. Cuando se tiene mucha sed, el deseo de beber es muy fuerte. No explicaré aquí mi hipótesis sobre como se produce el deseo, explico mi hipótesis del deseo en mi serie de libros "Fisiología Magna" auto-publicada en Amazon. Como se produce un trauma psicológico, la memoria, el aprendizaje y causa y desarrollo de las enfermedades neuro-degenerativas, mentales y auto-inmunes. Parte2B Causa y desarrollo del Reumatismo, sistema inmune, adicciones y evolucionismo. Auto-publicado el día 19-Agosto-2023 ISBN9798856755311 en la que expongo mi hipótesis sobre las adicciones así como en la parte2A en la que expuse mi idea del procesamientoJCTG y mi hipótesis del cicloJC-TG. En mis libros solamente expongo mis hipótesis y mis ideas. En 2011 y 2012 en el instituto, en clase de psicología el profesor (el año anterior en 2010-2011 tuvimos una profesora de psicología) nos explicó la teoría de Sigmund Freüd, como se produce el "ELLO", el "YO" y el "SUPERYO" que es la teoría de psicología de Sigmund Freüd. Lo que yo hice en mis libros es explicar mi hipótesis neuro-científica de como se producen. En psicología podría decirse que el deseo producido por el subconsciente, el "ELLO" manda pulsiones que se procesan y se da una respuesta mediando el "SUPER-YO" con el "YO".
Voy a exponer un poco mi idea del proceso psicológico pero no voy a exponer mis ideas neuro-científicas en este párrafo porque las explico en mis otros libros (y un poco en este libro en el que explico nociones de ñi yipótesis):

La necesidad de amar también de relacionarse sexualmente se expresa en el "YO" de forma parecida a la necesidad de beber aunque con una sintomatología diferente. Amar, el enamoramiento, es un estado de ánimo. El deseo de beber influye sobre el estado de ánimo. No beber produce estragos en el organismo así como amar sin vivir el amor. No de la misma manera pero son procesos con similitudes.
Por tanto en algunos de mis poemas expreso esa necesidad y la exagero en su máxima expresión para acentuar los estados que derivan del estado inicial que es la pulsión de amar. Por tanto de la necesidad de amar, de esta pulsión, pueden producirse diferentes estados según como se satisfaga la pulsión, según como se satisfaga el deseo.
Si se satisface porque el sujeto consigue estar y vivir el amor con su amada de forma consciente, por tanto experimentando el amor de forma consciente, sin tener que reprimir las pulsiones, lo que sucede es que se activa el sistema de recompensa. Cuando se satisfacen las pulsiones, cuando no se reprimen y se produce la recompensa, se liberan neurotransmisores en zonas específicas del cerebro (como más endorfinas de feniletilamina y otras, dopamina, serotonina, oxcitocina etc.) que producen estados de placer, de alegría, de felicidad, de euforia, de satisfacción etc. Se reduce el estrés y la ansiedad.
El problema es cuando el sujeto no satisface su necesidad, cuando no satisface su pulsión, ese deseo intenso. Porque tiene que reprimir las pulsiones. El estrés y la ansiedad aumentan lo cual produce daño en el cerebro. Así que el cerebro sufre cuando la persona sufre. Mayor sea el amor y el deseo, mayor será el daño cerebral lo cual deteriora las capacidades de la persona. Por ejemplo se reduce la atención , la concentración y otras facultades mentales.
Supongo que los sujetos que en general son agresivos y que no saben reprimir de forma correcta sus pulsiones, su agresividad puede aumentar.
Ansiedad+agresividad+estrés puede producir conductas inapropiadas. Y si la persona ha sido mal educada, por ejemplo si ha tenido traumas, o si incluso no sintetiza bien algunas proteínas específicas, puede optar por adoptar conductas como es dañar a otra persona o en casos extremos tener conductas psicópatas. Explico toda mi hipótesis neuro-científica (de 2016, de 2021 y posterior) de como se produce el amor y el enamoramiento en otro libro.

En los casos normales en los que el sujeto no daña a otra persona por el amor que siente, lo que sucede es que la ansiedad y el estrés de la persona aumenta mucho, se produce daño cerebral (por ejemplo con mi hipótesis de la desregulación neuronal que ya expuse en 2022 en mis libros de la serie Fisiología Magna). Que después deriva en estados como es la depresión, la tristeza y la apatía. Expliqué el ciclo de estados con mi teoría neuro-científica por ejemplo con mi cicloJCTG el cual ya expuse en mi libros de la serie de libros que creé "Fisiología Magna".

Por tanto como se puede observar, en mis poemas, expongo algunos de estos estados de forma exagerada para expresar un amor intenso, un gran deseo y crear un mayor efecto sobre el lector. Actualmente está establecido que el enamoramiento es producido por la liberación de la hormona (neurotransmisor) feniletilamina que es un tipo de endorfina.

También creo asociaciones que personas de otros países o zonas no crean.
Por ejemplo, desde que era muy pequeño, aproximadamente a los 5 años una de mis tías me dio una flor para que la regalase a la chica que amase. Es una tradición de Cataluña en la que todos los 23 de Abril los hombres regalan una rosa (o un ramo) a la chica que aman, por ejemplo a sus mujeres. Las mujeres regalan un libro a sus amados. Así que supongo que por ello siempre relaciono el regalar una flor, regalar una rosa como una declaración de amor, manifestación de amor.

Párrafo escrito el día 22Diciembre de 2024 de las 11:37 a las 11:45 en mi apartamento en Francia (Sureste de Francia).
En algunas de mis poesías relaciono factores como el frío y la falta de luz con la tristeza, la soledad y estados de depresión, de desesperación. Y al revés, la alegría, la felicidad, el amor etc. lo relaciono con la calidez con la luz. Lo utilizo como un efecto sinestésico subconsciente debido a mi hipótesis de 2016 (o anterior a 2016) acerca de la relación de las palabras con los sentimientos.
En algunos de mis libros de Fisiología Magna, así como en el artículo que auto-publiqué en Diciembre 2021 "But what is fear" (lo auto-publiqué en ACADEMIA.edu), expongo que el miedo nos produce escalofríos, el miedo nos hace sentir una sensación de frío, así como en situaciones de tristeza. Mi idea que pensé en 2021 y que ya auto-publiqué es que la persona siente frío porque su nivel de vasopresina (ADH) se incrementa y esta tiene efectos antipiréticos. Así que mi idea explica porqué la persona siente frío en situaciones de miedo y de tristeza y depresión también porque creo que en la depresión la persona siente miedo, preocupación. Por este motivo se representan estas emociones con una sensación de frío. Y creo que con una persona oscura, porque con falta de luz los niveles de serotonina son bajos, por ejemplo con la depresión. La radiación solar (rayosUV de baja frecuencia) permiten la creación de vitamina D3 y producen un aumento de la serotonina (expuse algunas de mis ideas sobre ello en mi publicación de Noviembre2021 "Climate and State of Mind" en ACADEMIA.edu) y también en mi libro "Parte2A Causa y desarrollo de la depresión, el TOC, la esquizofrenia y la epilepsia". Auto-publicado el día 13- Enero-2024 ISBN-13-9798865051398, explico mi hipótesis de como se producen los síntomas de la hipotermia como por ejemplo los temblores.

En algunas de mis poesías como en "La muerte más bella" Hay mucha repetición (iteración) de palabras, lo cual es un recurso para reforzar la expresión (como ya expliqué en mis libros de neurociencia (por ejemplo en mi libro "Parte2A Causa y desarrollo de la depresión, el TOC, la esquizofrenia y la epilepsia". Auto-publicado el día 13-Enero-2024 ISBN 13-9798865051398) supuse que es porque se incrementan las conexiones neuronales con el aumento de la potenciación que aumenta la densidad neuronal).

Otras relaciones que creo es utilizar estados por ejemplo el estado de frío con la soledad, con la tristeza. Como ya expliqué en mi serie de libros, creo que el frío disminuye el nivel de tiroxina, (cuando disminuye el metabolismo) y cambia el nivel de la noradrenalina y la adrenalina (y de cortisol), lo que repercute en un menor nivel de testosterona lo cual disminuye el deseo sexual. Supongo que si se tiene frío se debe de producir un aumento de la temperatura que hace que aumente el cortisol, se queman grasas para obtener energía y temperatura, disminuyendo el nivel de testosterona. También creo que cuando la persona tiene depresión se producen estos estados similares a tener frío pero esta vez porque aumenta el nivel de melatonina que disminuye el nivel de oxitocina, de dopamina, de serotonina y esto disminuye el nivel de testosterona. Lo cual disminuye el deseo sexual pero además crea estado de infelicidad, de baja auto-estima etc.
Es por ello que utilizo en mis poemas versos diciendo que la luz es amor, ya que produce calidez. O también que el amor abriga.

En algunos de mis poemas se puede observar que cuando la persona ama la otra (una vez ya ha empezado la relación amorosa), es más demostrativo con ella, y más empático (siente menos odio) supongo que es debido al aumento de la oxitocina. También con el de dopamina el sujeto centra más su atención en ella, en el objetivo. Con desamor, baja el nivel de dopamina y el sujeto no presta atención a su entorno, mira hacia el suelo.

Otros de los recursos que utilizo es la contraposición. Lo que pensé el día 5 de Diciembre de 2024, es que la contraposición crea un estado de desconcertación y de leve sorpresa. Debido a que si algo es bueno nos produce emociones positivas, si es malo negativas. Por lo que utilizar bueno y malo en el mismo verso, así como luz/oscuridad, frío caliente, crea un estado de sorpresa, de estar desconcertado, lo cual permite una mayor carga emocional (y que el sujeto preste más atención, con un aumento de la dopamina).

Se ama ingenuamente, no se piensa en la separación. Por este motivo se dice que algunos de los primeros amores o el primero en algunos casos, es el solo amor verdadero. Supongo que explicado neurocientíficamente es que se podría decir que el amor es puro hasta que no relacionamos de amar ha alguien con un posible sufrimiento. Es decir, si no creamos conexiones neuronales (sinapsis) entre el concepto del amar y neuronas que contengan neurotransmisores que produzcan la sensación de dolor, tendremos un amor inocente, un amor puro. Cuando tenemos una relación amorosa en la que acabamos sufriendo o bien experiencias amorosas que nos hacen sufrir, lo que sucede es que creamos sinapsis en la que se unen neuronas que contienen el concepto de amar con neuronas que contienen neurotransmisores que producen dolor, estrés, ansiedad o miedo (Glutamaérgicas, adrenalinérgicas, vasopresinérgicas etc.). De tal modo que se crean redes neuronales más complejas y con las que sentimos o podemos sentir miedo a sufrir por amor. Por tanto conocemos nuestra vulnerabilidad lo que conlleva a ir con precaución, cautela. Se pierde la inocencia. Esta es un poco mi explicación para explicar qué sucede en las relaciones amorosas cuando hemos sufrido, también con ello explico un poco la madurez aunque sería incompleto. Explico mi idea (mi hipótesis) de como se produce la madurez en mi libro parte1 de mi serie de 5 libros "Fisiología Magna" auto-publicada en Amazon. Como se produce un trauma psicológico, la memoria, el aprendizaje y causa y desarrollo de las enfermedades neuro-degenerativas, mentales y auto-inmunes. Parte1. Como se produce la memoria, el aprendizaje, el trauma psicológico y el procesamiento cerebral. Auto-publicado el día 24-Diciembre-2022 ISBN-13-9798371063953. Por tanto como se puede ver en algunas de mis poesías lo que expongo es un amor puro, ingenuo. Lo que pensé el día 29/12/2024 16:38 (en Francia), es que a veces utilizo versos cortos en los versos para permitir la pausa entre versos, permitiendo al lector dar suficientemente tiempo parra asociar mentalmente el verso corto con el siguiente verso y así crear una mayor comprensión y por tanto una mayor carga emocional. Es decir que si se habla lento, el sujeto focalizará más la energía del impulso neuronal en una misma red neuronal y eso producirá una mayor cantidad de neurotransmisores del mismo tipo. Lo cual aumentará la intensidad del sentimiento.

Otra de mis ideas relacionada con la poesía, es el uso de cambios de orden de los adjetivos. Algo que me preguntaron en el taller de poesía (a principios de 2024) de porqué utilizaba el adjetivo antes o después de un sustantivo.
Por ejemplo:

" el mar calmado"
"el calmado mar"

Mi respuesta fue que si utilizo el adjetivo "calmado" (en este caso) la persona focaliza su atención en el adjetivo y después crea la asociación con el sustantivo, lo cual realza el adjetivo. Supongo que neurocientíficamente sucede que el impulso eléctrico tiene mayor intensidad al principio, lo cual hace que se liberen más neurotransmisores en el adjetivo, aumentando la carga emocional (Y según mi hipótesis también existe la potenciación que afecta a la intensidad).

Otra de mis ideas de aproximadamente 2016, es que la sonoridad (como la rima interna y externa) es importante porque permite una mayor liberación de neurotransmisores del mismo tipo cuando se produce un patrón lógico en el cerebro (mi idea fue que debido a las frecuencias que permiten una determinada activación, lo cual ya expliqué en mi los libros neurocientíficos que creé). Como ocurre con la música.

Otra cosa importante, es saber que en mi estilo literario, la utilización de palabras simples y la falta de rima, se debe a que ya desde 2010 (a los 20 años) pensé que mis poemas podrían ser traducidos en diferentes lenguas y por tanto no era necesario hacer rimas pues en la traducción se pierden y muchas de las palabras deben de ser universales.
También calificaría mi poesía de estilo surrealista debido a la complejidad de mis composiciones, y debido a que utilizo el subconsciente para asociar palabras a los sentimientos, a lo que transmiten esas palabras para aumentar la carga emocional (para potenciar el impulso también).
Tengo que añadir que el hecho de utilizar mucho las mismas palabras, aumenta la densidad de la red neuronal (la cantidad de sinapsis, para potenciar el impulso también) lo cual permite que de forma fácil y subconsciente puedo crear obras rápidamente.
También el lector al repetir la lectura de mi poesía puede entender el significado de mis poemas con la re-lectura de mis poemas. Así que se tiene que re-leer los versos para poder apreciarlos mejor. Como en muchos otros poetas.

En las siguientes imágenes expongo la hojas (papeles) originales de algunas de mis poesías. Mi caligrafía no es buena, escribo casi todos los días para exponer mis hipótesis mis ecuaciones etc. Al principio, generalmente en una hoja en blanco o en una hoja que re-aprovecho, escribo el poema, lo que se me ocurre y que quiero representar, o lo que acabo de pensar. Una vez escribo por ejemplo unos versos, entonces añado más adjetivos si lo considero necesario. Esto hace que algunos de mis poemas sean muy cargados. Una vez acabo de crear el poema, a continuación enumero los versos y los pongo en orden (es lo que marco en números). Escribo entre 15 a 20 versos en 30minutos, voy rápido.

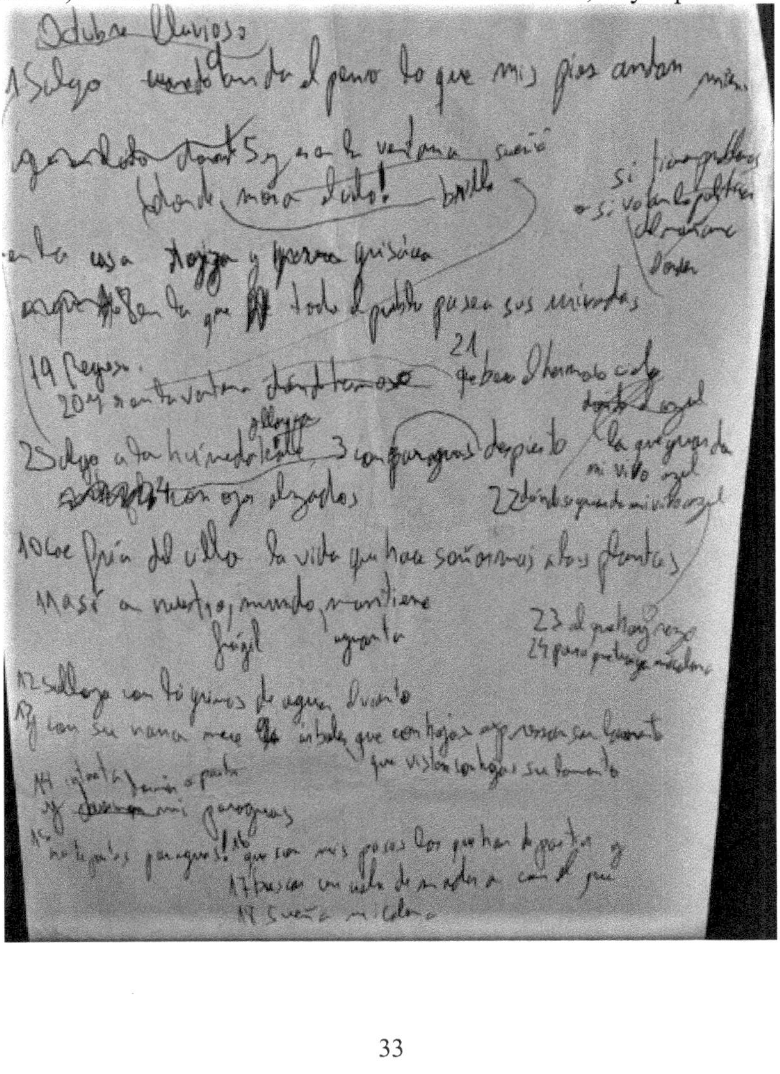

Mi caligrafía es realmente muy mala también porque pienso muy rápido y no puedo perder tiempo en escribir, lo que me permite pensar encadenando las frases que pienso. Así que después en otra hoja en blanco escribo el poema otra vez, ya ordenado y en algún caso añado el adjetivo final o un verso más. Le pongo el título y después lo re-escribo en el Pc en casi la mayoría de casos. Siempre firmo al final de cada hoja (incluso en algunas al principio también), lo cual se verá en la siguiente imagen. Desde hace unos años la firmo dos veces.

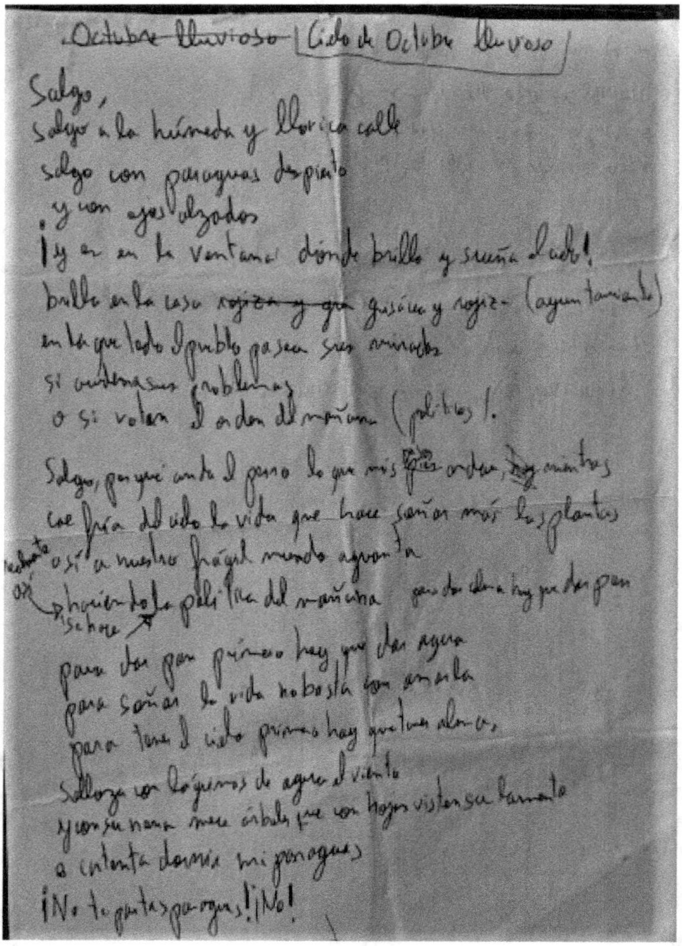

Como se puede ver, casi siempre escribo la fecha y la hora en mi poema. Incluso escribo cuando lo empiezo y cuando lo termino. En este caso es un poema que primero pensé cuando estaba paseando mis perros y cuando volví a casa lo escribí (todo en el Pi de Sant Just). En este caso el poema es del día 6 de Octubre de 2016 y lo escribí en 2 horas, desde que salí a pasear los perros hasta que escribí el poema en otra hoja en limpio. En las hojas anteriores se puede ver el título "Lluvioso cielo de Octubre", el cual también pensé en titularlo como "Octubre lluvioso".

Solloza con lágrimas de agua el viento
y con su nana mece árboles que con hojas visten su lamento
e intenta dormir mi paraguas,
¡No te partas paraguas, No!

Que son mis pasos los que han de partir
y buscar un cielo de madera
con el que sueña mi calma
y que abrigue mis ojos hasta el alba.

Acaso regreso,
y a en la ventana que besa el hermoso cielo
donde se guarda mi vivo azul
el que rezo para que traiga mi calma

6-10-2016

de ≃18:00 a 19:59

En esta imagen se puede ver la hoja original de mi poema “Silencios” el cual yo creé el día 14 de Diciembre de 2016 a las 18:06 aunque una estrofa de este poema la escribí el día 7 de Junio de 2016 a las 2:00.

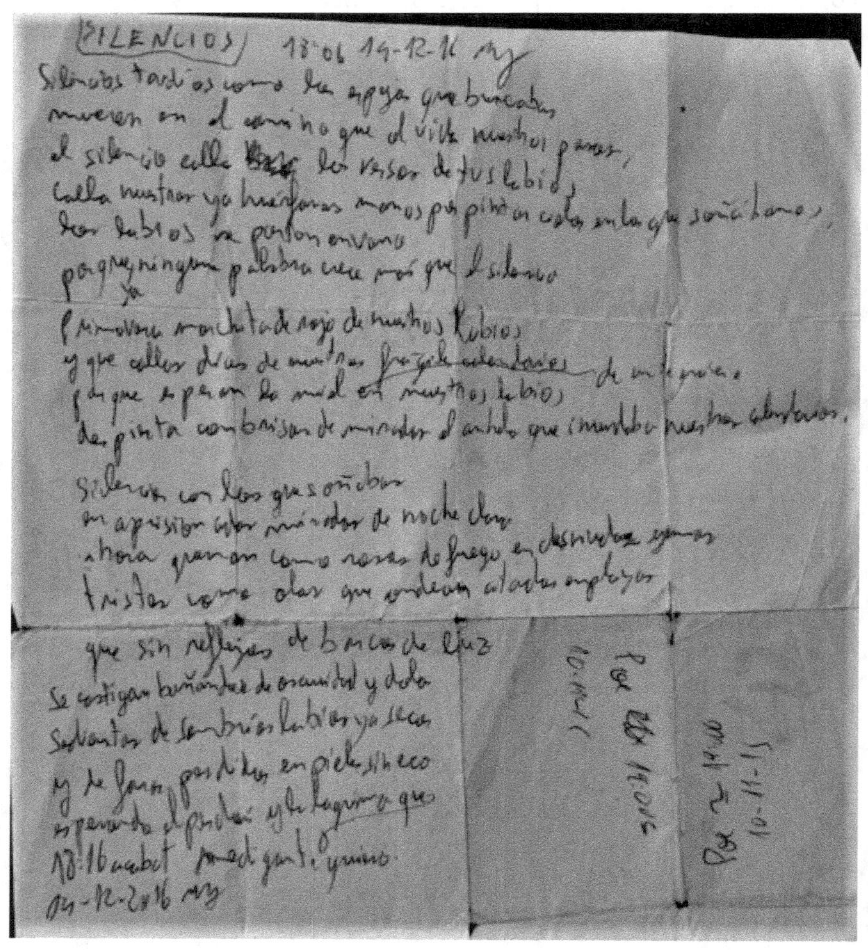

SILENCIOS 18:06 14-12-16

ÍNDICE DE MIS POEMAS

59 Lágrimas de rosa de una primavera ya olvidada

Ahora, voy siguiendo tus huellas
lento, contigo juego a esconder el tiempo
de las mil flores de mi jardín sólo tú arraigada a mi floreces
mi mano con ternura por tu mejilla baja
como baja ahora tu lágrima de felicidad
confiando conmigo... tú en mi desnudas tu ser,
hoja a hoja,
mientras el viento recita con las nubes
y caen poemas como caen mis labios en tu tímida piel
si escribieran tendrían que nacer palabras de los sentimientos.

Juntos sentados en la noble arena
veremos de sed morir las olas
veremos como en la ventana
una blanca luna de alas de luz se pelea con el cristal lleno de lágrimas
de cielo.

Amor, deja florecer la primavera que traigo en cristal
y mira en mis ojos como el cielo se descalza en el mar de cristal
ojos... que sin ti son espejos vacíos como palabras estancadas,
mira las gotas esclavas de mar
mira las olas perfumadas de amarillo gritando libertad en la arena
hasta que los reinos de cansada luz viertan amaneceres de cristal
dejando... muerto, a lo lejos... otro mar de lágrimas muertas,
lejos...
quedan las secas playas de los jardines de invierno que esperaban gotas
de rosas
lejos... quedan los árboles huérfanos que paseaban por muertos caminos
como olas corriendo por el campo de trigo sintiéndose libres,
libres... nos sentimos al mirarnos en nuestro cielo nuestras alas azules
alas azules que abrigan blancos cantares
y resurge del agua el faro de la felicidad que se hundió en el mar
mis ojos como los de mi bisabuela brillan como noches blancas
mi sombra sin dueño
la levantaste y la vestiste de tu cálida luz
vestimos pieles acompañadas de lunas sin terraza.

Veo
mis labios que lento laten en tu piel
como suaves corazones,
veo
cielos atados en el mar.
Mi mirada se pierde buscando el horizonte...
veo
como en la negra sombra llueven cristales de luz llenos de silencio
siento en mi pecho latidos hambrientos por hacerte suspirar
lágrimas de fuego en manos del deseo
y todo acaba dónde todo termina
porque cuando mi mano acaba comienza la tuya
cuando mi voz se calla habla la tuya.

Paseando conmigo siembras primaveral latido a cada paso
que cosecho entre tus suspiros cuando te beso y te abrazo
mientras nos atrapamos con miradas.
Y veré contigo como la luna peina con luz las olas del mar
que como yo se refleja en tu mirada
y su luz salpica las secas playas de silencio
que antaño hablaban de barcos partidos en orillas de soledad.
Con la música de mi ser
sané tus cortadas manos que llenas de silencio permanecían
y espero que siempre nazcamos dónde muere el otro.

Entre crepúsculos y sueños se vierte la arena,
vuelves a mis labios como barcos faenadores de parpadeo solar,
tus cabellos en la cuna de mis dedos yacen
si clara está la luna
tus ojos saldrán a pasear por la ventana a buscarla
y su luz hacia el silencio partirá.
Se refleja en la ventana como en un charco de cristal
en el que nuestros ojos bañamos
donde tan inocentes nos reflejamos como infantes
con un mar de instantes por descubrir.
Inocentes, sin saber… si nos iremos el uno del otro
con la última lágrima que se lleve la luz de nuestra alma,
y no quiero no
que exista el día en que mi mirada esté huérfana de tu profundo cielo,
espero amarte cegado por lo que siento.

Me reflejaré siempre en tus ojos
como la luz en el rostro que eterno sueño conmigo
y mi latido descansará detrás del tuyo
como se esconde el frío si tu piel de mí se apiada,
nuestras pieles perecerán juntas en el mar del tiempo
caerán juntas como atardeceres sedientos de Sol,
besaré tu piel dejando una lluvia de rosas apagadas
despertando el latido de tu mar en calma
y mi lluvia de rosas apagadas en ti caerá como agua
como cae fría del cielo la vida haciendo soñar a las plantas
y no por no verte apagarás tu luz con la que alumbras mi oscuro corazón.

Inocente me pregunto:
¿Y querrás y necesitarás el beso mío?
como yo quiero y necesito al tuyo,
lleno de luz sueño que cosechas mi latido de luz
que sembré cuando te hablé con mi sombrío corazón.
Bella...
sueño que eres mi bella,
y que bella, si muero yo… llores mi pena bella,
y que sólo te abrigues con mi fuego que te abriga al besarme
vestidos de fuego como rosas de fuego en tus desnudas yemas
así pasearán mis rosas en tus san valentines,
y brilla limpia la noche de cristales alados
iluminando los besos que cuentan lo mucho que nos amamos.
Y tu dormida encima de mi latido
cada noche quemas alas bañadas de sombras en mi muerto pecho,
contigo no tengo miedo a soñar , a amar,
y aunque digan que el amor es abstracto
contigo... yo sueño y siento
que todos los días puedo tocarlo.

Joancarles Testagorda Garcia 1-Marzo-2020 11:59 a 13:10 (Mouans-Sartoux, Francia) y 1-Marzo-2020 15:30-16:17 (Théoule-sur-Mer, Francia, Sureste). Este poema lo creé seleccionando un verso de cada poemas que yo mismo creé de 2008 a 2017 como se podrá ver en los siguientes poemas. Es un poema que creé el 1-3-2020 estando en la playa de Théoule-sur-Mer (cerca de Cannes, Francia).

57 Lágrimas de rosa de una primavera ya olvidada

Bailan los colores con el viento
traen silencio en prados verdes
traen beso y caricia que calla versos hasta la madrugada.
Dice que de ti no sabe nada
si la Luna es tapada por un mar de sombras
y canta a tus labios alados lo mucho que te quiero.

Madrugada fría
madrugada muerta
madrugada de pincel en mano
y de cielo pintado en tu sueño.

Como en un mar de sueños muertos
navegan cielos
los cristales quiebran con sus alas
lloran al viento de mis labios
que se quiebran con los labios que me besan en silencio.

Como una luna
que en mi triste noche perdura,
como sonrisas de lágrima de rostro desterrado
o como sonrisa de lágrima de rostro olvidado.

En ventanas empañadas de versos que dicen que me amas
como 57 poemas de una primavera ya olvidada.
Primavera olvidada
que tiñe con palabras el silencio de los mares de tiempo en los que te bañas.

De tanto dolor...
aquí ni las almas sueñan con verse en los espejos que un día anhelaron.
Pasos muertos temen florecer en caminos
temen florecer en los caminos que dibujan en labios un "te quiero",
temen vestir de luz los latidos del oscuro corazón
del corazón en el que viviste bien a dentro
y en el que moriste
quizás con miedo a que no quisieras latir conmigo hasta llegar al mar
al mar eterno de silencios.

Queman como rosas de fuego
de rosas de fuego que se bañan en tus manos
si tu labios no vierten su cielo en mí
para decirte te amo.

Autor: JoanCarles Testagorda Garcia (yo mismo). Este poema lo creé el día 4 de Agosto de 2017 a las 14:35 (en casa de mis padres, en el Pi de Sant Just, 25286 Olius, donde vivía a los 27 años). Este debería ser el último poema de mi libro, pero en 2017 no autopubliqué mi libro.

1-Siguiendo tus huellas

Siguiendo tus huellas
descubrí prados verdes y rojos atardeceres
ridiculizados por tu infinita belleza.
Empezando por tus aclarados cabellos
que ni el viento mueve,
por si algo los hiere,
teñidos por substancias que ni tocarte se merecen.
Odio hacia el color de tus ojos
sienten esos robles y viejos árboles,
envidiosos de tu mirada
que en ella evocarían
sentimientos aparecidos de la nada.
Sonrisa resplandeciente que ciega
en mí el dolor
y me llena de alegría al escarchar tu voz.

No eres muda,
son las palabras que no quieren salir de tu boca
por miedo a perderte.
Tu cuello y tus hombros forman ángulos perfectos
que ningún edificio podría soportar.
Seguiré bajando,
por tus pechos
firmes sujetados a tu espalda
con las maravillosas formas que adquiere.
Perfecto ombligo
que con un cordón te sujetó a la vida
para arrebatarme por ti la mía.

Se escucha paz mientras te doy guerra
haciendo el amor
se alza la bandera
con campos de minas
que llegan hasta el cielo de tus caderas.
Al ritmo de tus pasos
esperando jergas
que sueñan con tenerlas.

Odiaré a mis ojos si parpadean al verte
pero también
los querré por cada vez que te vea de nuevo
así entenderé porque tú eres
mi único amor verdadero.

Cada día me reiré de aquellos
que digan que la felicidad es una utopía.
No puedo escribir a tu lado
porque cada sentimiento por ti me es vetado.

Una lágrima, un perdón,
una flor recluida en mi corazón
que desde que llegó a mi jardín
no hay dolor.

Autor: JoanCarles Testagorda Garcia, poema creado aproximadamente en 2008 en el trabajo y fuera del trabajo, en el Pi de Sant Just (en el trabajo) a los 18 años.

Esta es una de las primeras poesías que escribí en castellano o quizás la primera. Después de mucho tiempo de no estudiar y de no escribir porque los primeros años en los que escribí poesía era porque en la escuela en que yo estudiaba (Escola Arrels Secundaria), nos hacían escribir poemas una o dos veces durante el curso pero solamente en lengua catalana.
En Cataluña se habla catalán y se intenta hablar catalán para poder preservar la lengua, así que mis primeros poemas eran todos en catalán, aunque también se habla castellano en Cataluña y hablo castellano con algunos miembros de mi familia desde pequeño. Pero mi vocabulario es mejor en catalán así que al principio aunque había escrito en catalán pocos poemas el cambio de escribir del catalán al castellano y la inactividad literaria hicieron que mi poesía castellana tuviera poca calidad literaria.

2- Besos por encargo

Soñar para vivir
vivir para soñar
déjame coger tus sentimientos
al abrir los ojos,
para olvidarse de llorar
entre lágrimas de alegría se suicidaría el dolor de mi soledad,
levantarse temprano cada día para amar
porque cuando al despertar volví a soñar porque me querías.

Querer siendo querido
jugar a esconder el tiempo
esperar a ver al Sol caer
para concederle a mi corazón
conocer el tuyo,
para que el deseo se cumpla.
Mi mundo esclavizado en tus ojos
y con mis manos texturizar el cielo
los ángeles envidiosos de tener yo un mejor cielo que el que creó Dios
y el demonio riéndose de ellos
y se esconde para llorar por no tener alma
arrojar el odio al vacío,
caminar por los parajes de tu cuerpo.
Envueltos del aire de la pasión
que pide respirarlo para suspirarlo cuando no estés
con imágenes de tu recuerdo.

Enloquecer con tu mirada
ilusionado al hablarte al oído
alejándome del frío
con la manta de tu amor,
tapado por tus besos,
arropado con tu pasión
egoísta por tener conmigo el placer
de vivir abrazado a un sueño
con sólo un nombre:
amor.

Autor: JoanCarles Testagorda Garcia Quizás fue el segundo poema que escribí en lengua castellana en toda mi vida. Lo creé aproximadamente a finales de 2008 y principios de 2009 en el Pi de Sant Just (en casa de mis padres donde vivía).

Este poema tiene poca rima, se puede observar que ya utilizaba el recurso de la contraposición y antropomorfismos aunque las metáforas que utilizaba no eran bellas. Sí que hay algún buen verso como "jugar a esconder el tiempo", pero en general mi estilo era todavía muy directo con poca metáfora y la selección de las palabras era mala, así que no explicaré los versos pues ya se entienden.

3 - Mil flores hay en el jardín

Mil flores hay en mi jardín
distinto olor, diferente color
yo las riego cada día
y les entrego todo mi amor
para arrancarte una sonrisa
y darte mil besos al despertar
que me den alas para aprender a amar,
hablarme en tus ojos
bajar mi mano por tu mejilla
acariciándola suave y lentamente en esmero
para volver a empezar
al mismo tiempo que se borra en mi la soledad.

Pero desperté,
con los labios secos,
y mis ojos te buscaban
y mis manos no te encontraban,
ninguna textura que recordar,
mi corazón sólo latía para mí
y en mi frente se estampaba otra vez en mi la soledad.

Autor: JoanCarles Testagorda Garcia, poema creado aproximadamente en 2009 (quizás es el tercer poema que había escrito en lengua castellana) en el Pi de Sant Just (en casa de mis padres, donde vivía a los 19 años).

Con mil flores en el jardín me refería a las distintas posibilidades que tiene el sujeto de tener una relación amorosa. Las riega con su amor, las trata con respeto. Hasta que arranca una, que es la chica con la que estará y con la que se amará. Hasta que en la segunda estrofa se despierta, es decir, el sujeto estaba soñando que estaría con una chica pero no estaba con ninguna. También le doy el doble sentido de que se separan y que vuelve a estar solo.

4 - Hoy soñé

Hoy soñé,
que...
mientras el Sol caía
me enseñabas a amar,
que...
aprendía a abrir las alas que me salían cuando
me dabas mil besos al despertar
clavaba mi mirada en tus ojos
mi mano bajaba por tu mejilla
la acariciaba
suave y lentamente
como si de una lágrima se tratara
con esmero abría los ojos cuando se me cerraban.

Envueltos con el aire de la pasión
que rápido respiraba
para suspirarlo lento
para cuando no estés.
Enloquecía al arrancarte una sonrisa
y se borraba en mi la soledad.

Autor: JoanCarles Testagorda Garcia, poema creado aproximadamente en Julio 2009 (es el tercer o cuarto poema que creé en lengua castellana) en el Pi de Sant Just (en casa de mis padres, donde vivía, a los 19 años).

Es un poema de amor, en el que el sujeto sueña (no estando dormido) con ella, es decir que el sujeto desearía estar con ella. Como se puede ver no hay demasiada rima pero con la terminación "aba" "aban" "abas" le da ritmo al poema. Es uno de los primeros que había creado así que como se puede ver mi estilo no está bien definido ya que hay pocos antropomorfismos y pocas metáforas. Por tanto los conceptos son bellos pero la forma de expresarlos es poco sutil, es demasiado directa. De modo que no voy a explicar los versos de este poema porque ya se entienden.

5- El sol sonrojado

El sol sonrojado
desnuda el firmamento
como cada noche.
Entiendo que ya estés cansado de escuchar,
pero escucha el tiempo
que te dice que se acabaron las sonrisas en tus días
que ya no te mientas más con tener sueños e ilusiones,
para ti la felicidad es una utopía
podrás verla pero no la sentirás,
tu mirada subirá pocas veces del suelo
te perderás las noches en que las estrellas te enamorarían apasionadamente,
solo, es como mejor estarás con una fiel compañera, la tristeza,
el tiempo no es un juego
por eso no lo perdiste,
lo que hiciste fue malgastarlo egoístamente
ya no tienes más oportunidades para ser feliz.

Es época en que los árboles pierden su vergüenza
y se desnudan hoja a hoja
y dejar que la noche haga sus escenas.

Autor: JoanCarles Testagorda Garcia, poema creado en 2009 en el Pi de Sant Just (en casa de mis padres, donde vivía a los 19 años).

Lo primero es decir que es uno de los peores poemas que he escrito jamás. Lo expongo para que se pueda ver la evolución de mi estilo literario. En los primeros versos enmarco la escena y en los siguientes describo una situación de abatimiento total, de depresión del sujeto. Es un poema sin rima (libre de rima). Es uno de mis primeros poemas apenas utilizo antropomorfismos y pocas metáforas, por lo que todavía es un estilo sin definir, es un estilo demasiado directo.

EXPLICACIÓN DE MI POEMA VERSO A VERSO:

1, 2 y 3) Simplemente el amanecer, después de la noche sale el Sol. Ya se puede ver como ya enmarco la escena en el crepúsculo del amanecer o del atardecer con un cielo rojizo. Es algo que hago en muchos de mis poemas.

4, 5, 6, 7, 8 y 9) Escuchar el tiempo es analizar la situación. A medida que vaya exponiendo mis poemas de años posteriores, se podrá ver que cada vez soy más sutil y más metafórico. El estilo todavía es bruto, es demasiado directo.

10) En este verso ya se puede observar que como represento el estado de tristeza con el sujeto que mira el suelo. Es algo que repetiré en mis poemas pero con un verso mucho más trabajado, más metafórico. 1

1, 12, 13 y 14, 15 y 16) En los versos el estilo es directo, descriptivo, por este motivo yo no considero estos versos poesía porque la forma de expresión es directa y sin belleza en las palabras.

17, 18 y 19) En estos versos ya utilizo un antropomorfismo en el que el árbol es como si sintiera el sentimiento de vergüenza al perder sus hojas. Además utilizo una metáfora al comparar el día a una obra de teatro y que la noche es una escena de la obra.

6- 25 Años

Qué idiotez preguntarle al sarcasmo por el tiempo,
siempre responde con ironía.
Y que extraño el reloj,
con las náuseas como segundos
arcadas como minutos
siempre acaba vomitando el tiempo.

Cierto como que los árboles están enamorados del suelo,
hoy he visto a sus hojas besar el suelo.
Mientras el viento recitaba con las nubes y caían poemas
empapando con sus versos tejados tierra y todo lo que hubiera.

Amanece y veo al Sol cansado de bañarse saliendo del mar,
sonrojado todo enrojecido
desvistiendo la luna
tapando la cama de estrellas para que se puedan acostar.

Y que extraño el reloj,
comiéndose el futuro
digiriendo el presente
y vomitando el pasado.

Autor: JoanCarles Testagorda Garcia, poema creado aproximadamente en 2011 en el Pi de Sant Just (en casa de mis padres, donde vivía a los 21 años).
Es un poema que creé porque mi hermana me dijo de hacer un poema para los 25años de casados de mis padres. Así que es un poema que creé para mi padre (Joan T.F) y mi madre (Antonia G.A).

25 Años

1) Qué idiotez preguntarle al sarcasmo por el tiempo,
2) siempre responde con ironía.
3) Y que extraño el reloj,
4) con las náuseas como segundos
5) arcadas como minutos
6) siempre acaba vomitando el tiempo.

7) Cierto como que los árboles están enamorados del suelo,
8) hoy he visto a sus hojas besar el suelo.
9) Mientras el viento recitaba con las nubes y caían poemas
10) empapando con sus versos tejados tierra y todo lo que hubiera.

11) Amanece y veo al Sol cansado de bañarse saliendo del mar,
12) sonrojado todo enrojecido
13) desvistiendo la luna
14) tapando la cama de estrellas para que se puedan acostar.

15) Y que extraño el reloj,
16) comiéndose el futuro
17) digiriendo el presente
18) y vomitando el pasado.

Como se puede ver es un poema sin rima. Es un poema en el que expreso básicamente el paso del tiempo. Mi estilo surrealista ya se puede observar en este poema. Es un poema descriptivo, me baso en los elementos naturales, las estaciones. 25 años de casados son muchos. En mi caso haré 35años el día 21 de Enero de 2025 y no estoy casado. Mis padres se casaron muy jóvenes.

EXPLICACIÓN DE MI POEMA VERSO A VERSO:

1 y 2) Lo que quiero expresar y que es difícil de entender es que el tiempo pasa rápido cuando quieres que pase lento y pasa lento cuando quieres que pase rápido. Por este motivo responde con ironía, porque es lo opuesto a lo que se quiere.

3, 4, 5 y 6) Hago una metáfora en la que el tiempo pasa y el reloj nos lo muestra. Los segundos y los minutos son cortos períodos de tiempo son como síntomas de que pasa pero no notamos que pase rápido, hasta que vomita y es allí en donde nos damos cuenta de que el tiempo pasa rápido, sobretodo con el paso de los años.

7 y 8) Aquí empiezo a exponer las estaciones, con la caída de las hojas. Los árboles se unen al suelo, a la tierra, como si la amasen como cuando te casas con alguien. Por lo que la caída de las hojas la expreso con un bello antropomorfismo en el que las hojas besan el suelo, como cuando dos personas se quieren. Es como que el árbol ama la tierra y la besa con sus hojas. Si los árboles sintiesen, seguramente que amarían la tierra como a su madre.

9 y 10) Expreso el hecho de que hay una tormenta, hay viento y hay precipitaciones. La lluvia son por tanto los versos que caen y que quieren la vida. De forma muy sutil expreso el hecho de que los árboles se nutren de la tierra, dan frutos y luego sus hojas caen. Para ello es necesaria la lluvia. Así que del amor nacen los hijos, los frutos.

11, 12, 13 y 14) Aquí sigo simbolizando el paso del tiempo, en el que el Sol sale (como si saliera del mar), el Sol en el amanecer (enrojecido). La salida del Sol produce que no se vea la luna y que la luz del Sol eclipsa la de las estrellas. La noche da paso al día.

15, 16, 17 y 18) En estos versos finales expongo otra vez el paso del tiempo. Utilizo la metáfora de que el tiempo es consumido, comido. Por lo que comemos el futuro, al ingerirlo se convierte en presente que es lo que saboreamos y después digerimos, el pasado lo vomitamos cuando nos acordamos de lo sucedido de lo que vivimos anteriormente.

7 - Otro día más

Otro día más en que las tierras riman con las flores,
recitan los colores que la vista aplaude,
mientras sigo tu camino de carmín,
mientras comparo tus metafóricas manos
que mi piel tanto desea
blancas como nubes
rosadas cuando el sol se despide.

Efímero tiempo de un atardecer
en tus recuerdos cayendo eterno está,
y los míos enmarcando sonrisas y miradas,
miradas que si escribieran tendrían que nacer palabras de los sentimientos,
donde mueren en mi corazón contigo a cada atardecer.

Ya sabes que te haría un anillo de palabras
para pedirte la mano en la mismísima luna.

Autor: JoanCarles Testagorda Garcia, creado el día 18-Diciembre-2012 en el Pi de Sant Just (25286, en casa de mis padres, donde yo vivía a los 22 años).

Otro día más

1) Otro día másC en que las tierrasC riman con las floresB,
2) recitan los coloresB que la vista aplaude,
3) mientrasC sigo tu camino de carmín,
4) mientrasC comparo tus metafóricasC manos
5) que mi piel tanto desea
6) blancasC como nubes
7) rosadasC cuando el sol se despide.

8) Efímero tiempo de un atardecer
9) en tus recuerdosD cayendo eterno está,
10) y los míosD enmarcando sonrisasC y miradasC,
11) miradas que si escribieranE tendríanE que nacerF palabrasC de los sentimientosD,
12) donde mueren en mi corazón contigo a cada atardecerF.

13) Ya sabes que te haría un anillo de palabras
14) para pedirte la mano en la mismísima luna.

El ritmo del poema es correcto a excepción de los dos últimos versos. Es un poema que auto-publiqué en mi cuenta de Facebook (JoanCarles YoIje Martin TG) cuando tenía 22 años el día 18/12/2012 .

Similar a mis primeros poemas es un poema de aproximadamente 20 versos, así que lo compuso en aproximadamente 30 minutos. Además como en todos mis poemas utilizo muchos antropomorfismos.
Ya se aprecia bien mi estilo de poesía en los que doy prioridad a las metáforas con palabras simples y de fuerte carga emocional. También en mi estilo se puede ver que no utilizo palabras ni elementos que representan a objetos materiales no-naturales, no-románticos.
El único objeto material no-natural que aparece en mi obra es la palabra "anillo".
Además empiezo a utilizar la metáfora doble, un estilo de sentido no-directo.

A excepción de los dos últimos versos “13 y 14” y del verso “11” en los que no utilizo muchos adjetivos y el sentido no es metáforico sino que es directo lo cual refuerza el deseo de decir “te quiero” de forma directa. En este poema hay una breve descripción de la chica que como siempre describo con metáforas relacionadas con elementos naturales como el cielo, es un recurso recurrente en la mayoría de mis poesías. Es otra de mis obras en las que el amor es el tema central de mi obra. Para describir el amor utilizo la relación de metáforas de objetos relacionados con una fuerte carga emocional con sentimientos, acciones o las personas que participan que son los enamorados o el enamorado.

EXPLICACIÓN DE MI OBRA VERSO A VERSO:

1) En el primer verso enmarco el poema en la primavera al decir “la tierra rima con las flores” porque relaciono (como una rima relaciona) las flores con la tierra, con el color de la tierra. En primavera aparecen las flores y estas recubren de verde y de colores al color marrón de la tierra. También me refiero a que la primavera es el amor, por lo que la tierra se cubre de amor, como el sujeto que besa a la chica siente amor y vive el amor.

2) Como los campos y paisajes llenos de flores tienen muchos colores vivos es general algo bonito de ver en comparación con cuando no hay flores. Por ejemplo un campo en invierno se ve de color marrón, en primavera se cubre de verde y de los colores de las flores. Por eso utilizo un antropomorfismo en el que es que la vista aplaude. Somos nosotros a los que nos gusta ver el campo de flores, los ojos no sienten por sí mismos. Aplaudir es cuando algo te gusta.

3) Como utilizo la palabra tierra después utilizo la palabra camino. Utilizo la metáfora de relacionar el color carmín con el carmín de los labios, así que me refiero a labios. Me refiero a que otro día más el sujeto (utilizo más la primera persona en mis poemas) besa a su amada. Como existe la metáfora de que caminar con alguien es tener una relación con la persona porque es caminar juntos, como vivir es hacer camino, un camino que lleva a la muerte. Entonces utilizo la expresión de que sigue su camino de carmín, sigue sus besos, a ella.

4) Utilizo la expresión “comparo tus metafóricas” para dar énfasis a la acción de comparar porque podría utilizar una metáfora directamente pero lo hago de forma directa.

5) La piel no siente, utilizo otro antropomorfismo la piel es un órgano el cual es útil para sentir pero no siente pues es el cerebro el que interpreta los impulsos nerviosos emitiendo los neurotransmisores pertinentes según la red neuronal (lo explico en mi serie de libros Fisiología Magna, *«Como se produce un trauma psicológico, la memoria, el aprendizaje y causa y desarrollo de las enfermedades neuro-degenerativas, mentales y auto-inmunes».*
La serie está dividida en 5 libros, todavía queda por publicar la parte2C acerca de la esclerosis múltiple. La serie de divide en:
Parte1. Como se produce la memoria, el aprendizaje, el trauma psicológico y el procesamiento cerebral. Parte2A Causa y desarrollo de la depresión, el TOC, la esquizofrenia y la epilepsia. Auto-publicado el día 13-Enero-2024 ISBN 13-9798865051398). También porque centro la estrofa en sus manos, con la piel se siente el contacto, así que amplifico la sensación, el sentimiento (aunque de forma subconsciente).

6) y 7) Como indico en verso “4” hago una metáfora de sus manos con las nubes blancas porque son blancas, pero además en el verso “7” al continuar con la metáfora expreso que sus manos son rosadas como las nubes del atardecer (cuando el Sol se despide) cuando los rayos rojizos del Sol visten las nubes de color rosa como las manos de ella. El hecho de que se sonrojen también lo utilizo como metáfora de que al anochecer se besan y hacen el amor, así que ella se sonroja.
En los versos “4, 6 y 7” expongo una breve descripción de la mano de ella, porque pedir la mano a una chica es pedirle matrimonio, lo cual expreso en los versos “13 y 14”.

8) Expreso la brevedad del tiempo del atardecer pues enmarco la escena en el atardecer el cual es efímero como los momentos vividos.

9) Menciono que los momentos vividos son efímeros porque en el verso "9" utilizo la expresión "caer eterno", hago la contraposición entre efímero y eterno. De hecho los momentos vividos son breves pero podemos recordarlos siempre porque cuando son recuerdos con fuerte carga emocional los recordamos mejor (como es los momentos de amor). En mis libros de medicina de la serie Fisiología Magna en especial en el libro parte3 y parte2A, expongo mi hipótesis sobre como se produce la memoria y como se consigue recordar.

10) Son recuerdos de felicidad, imágenes de como se miraban etc.

11) Como se dice, no se puede explicar con palabras el amor sentido, así que hago referencia a esto porque el vocabulario es limitado. En abril 2016 o mismo creé una ecuación para intentar medir los estados de ánimo. En este caso el estado de amor. En el de enamoramiento encontraríamos neurotransmisores como la endorfina feniletilamina (Hay diferentes tipos de endorfinas, no todas producen el estado de risa).

12) me refiero a que a cada atardecer se encuentran, se besan y hacen el amor.

13) y 14) el sujeto le pide matrimonio porque está enamorado de ella. Así que me refiero a que él haría todo por ella incluso ir a la luna. El amor ciega los corazones no se ve la espina de la rosa.

8 –Otro cuadro del tiempo

Cuando la locura hace pinceladas de realismo
hay un día más para enmarcar
para el museo del tiempo
hoy las nubes no esculpen el cielo
y acabándose el pentagrama del atardecer
el Sol cantando hace bailar los colores,
hasta apagarlos,
muriendo las últimas notas de la melodía del día
dejan paso a las estrellas
que a gritos de luz
rompen el silencio de la oscuridad.

Mi corazón agradecido
pacientes siempre guardará,
y en la misma sala
las conversaciones siempre permanecerán.

Sólo tengo bellas palabras para este hospital.

Autor: JoanCarles Testagorda Garcia De Octubre 2012 a Febrero2013 hice las prácticas en el hospital de Solsona. Creado aproximadamente unos días antes del día 20 de Enero de 2013 (en casa de mis padres, en el Pi de Sant Just, 25286, Olius). Escribí este poema para los pacientes del hospital. Todos los pacientes del hospital tenían entre70 a 100años (pero no es un geriátrico) y había una mujer hospitalizada a la cual le gustaba que le mostrase mis poesías y es por ello que en poco antes de mi aniversario hice este poema para las personas del hospital. Nunca estuve hospitalizado allí ni nada de eso, tampoco en Francia ni en otros hospitales, hice las prácticas allí.

8 –Otro cuadro del tiempo

1) Cuando la locura hace pinceladas de realismo
2) hay un día más para enmarcar
3) para el museo del tiempo
4) hoy las nubes no esculpen el cielo
5) y acabándose el pentagrama del atardecer
6) el Sol cantando
7) hace bailar los colores,
8) hasta apagarlos,
9) muriendo las últimas notas de la melodía del día
10) dejan paso a las estrellas
11) que a gritos de luz
12) rompen el silencio de la oscuridad.

13) Mi corazón agradecido
14) pacientes siempre guardará,
15) y en la misma sala
16) las conversaciones siempre permanecerán.

17) Sólo tengo bellas palabras para este hospital.

No utilicé el recurso de la rima en este poema. Mi idea principal era de representar el día como un cuadro que se pinta. "Otro cuadro del tiempo" es un día porque los instantes son como imágenes que puestas de forma consecutiva dando lugar al tiempo. Por este motivo utilicé la palabra realismo como un cuadro realista porque es la naturaleza, los elementos como el Sol los que pintan el día como una obra de arte. Es una alegoría a la belleza de la naturaleza.

EXPLICACIÓN DE MI OBRA VERSO A VERSO:

Al haber utilizado la palabra realismo entonces utilicé como contraposición la palabra locura. Aunque quizás no debería de haber utilizado la palabra locura porque hay personas que sufren de enfermedades mentales y creo que es irrespetuoso. Yo no tengo ni nunca he tenido ninguna enfermedad mental, no he estado ni he visitado nunca un centro para personas que tienen enfermedades mentales, ni conozco de forma directa a personas que tengan este tipo de patologías a excepción de un vecino que tuve hace pocos años. Pero creo que muchas expresiones que utilizamos de forma corriente, podrían dañar a personas que realmente sufren de estas patologías. En 2023 y enero2024 creé el libro parte 2A sobre enfermedades mentales en el que expuse mis hipótesis sobre la causa y el desarrollo de algunas de ellas. Mi libro que es una serie de 5 libros es:

«Como se produce un trauma psicológico, la memoria, el aprendizaje y causa y desarrollo de las enfermedades neuro-degenerativas, mentales y auto-inmunes».
Parte2A Causa y desarrollo de la depresión, el TOC, la esquizofrenia y la epilepsia. Auto-publicado el día 13-Enero-2024 ISBN 13-9798865051398

Como estaba explicando mi idea era hacer una metáfora sobre que el día es como una obra de arte que el tiempo pinta y otros elementos esculpen o componen como se compone la música. Me referí al tiempo como una locura, algo caótico, el cual al pasar permite la creación del universo y de todo lo que hay en el universo. Así que es lo que expreso en los versos “1, 2 y 3”. Expongo mi hipótesis de la creación del universo en mi libro “*Creación, expansión y composición del universo, el espín y física cuántica*” Auto-publicado el 12- Octubre-2024 en Amazon. ISBN13- 979-8342939744

4 y 5) Expuse la metáfora de que las nubes esculpen el cielo. De hecho porque las nubes son las que producen los cambios en el cielo, sino el cielo sería como estático como una estatua. Por eso le di el sentido de esculpir. En el verso “5” utilizo la metáfora de que si el día es como una composición musical, como una composición que empieza con la clave de Sol, al irse el Sol, la composición se acaba.

7, 8, 9, 10, 11 y 12) Expreso otro arte que es la danza. Los colores bailan me refiero a que cuando el Sol se está poniendo, se puede ver que el azul del cielo se transforma en un color amarillo, este se vuelve naranja, después aparecen tonalidades rosas y rojizas y finalmente llega el negro de la noche. Por tanto los colores cambian, como un baile de colores porque al siguiente día ocurre lo mismo. Así que enmarco la escena en el atardecer que luego le doy movimiento con la escena del anochecer con los versos.
El Sol canta, es que emite luz, su luz canta al acabarse, muere como el pentagrama. Lo cual da lugar a las estrellas, que en vez de cantar su luz grita, lo cual permite que no haya una oscuridad total.

13, 14, 15, 16 y 17) Agradezco el trato de los compañeros del hospital con los que trabajé (médicos, enfermeros etc.), en el que hice las prácticas y también a los pacientes que fueron agradables conmigo. Los pacientes los llevávamos de su habitación a una sala en la que estaban gran parte del tiempo y en la cual conversaban entre ellos y con el personal de trabajo. Por tanto reflejé un poco esta situación.

9-Hazte realidad

Necesaria como el agua das vida,
hablas de verdes como la primavera
hablas de luz como el Sol
y el negro muere en tu caminar.

Sentados en el mar veremos
de sed morir las olas
que en tierra descansarán en paz.
Una sonrisa marchita deseos en un viejo atardecer
en ellos eres los atardeceres despojándose en mis ojos.

El azul de tus pupilas desemboca en mis ojos
como tierra que muere en el latir del mar
a pasos callados resucitará en recuerdos
en un corazón esperando amar.

Vestida de rosas de olvido espinoso y rojo fantasioso,
cuando empiece a besarte primero
luces se alzarán en el cielo.
Como cada noche te reflejas en el mar
y el parpadear de segundos contigo enmarca la felicidad.

Otro amanecer encallado entre besos
notas, las caricias del pentagrama
música llena de sentidos
sonando hasta en los huesos
tiemblan tus sueños
porque de este jamás querrás despertar.

Autor: Joancarles Testagorda Garcia 18-Abril-2013. Este poema lo autopubliqué en mi cuenta de Facebook "JoanCarles YoIje Martin TG", el día 18-4- 2013 en el Pi de Sant Just (Olius, 25286, en casa de mis padres, donde yo vivía a los 23 años).

Hazte realidad

1) Necesaria como el agua dasB vida,
2) hablasB de verdes como la primavera
3) hablasB de luz como el Sol
4) y el negro muere en tu caminarI.

5) SentadosA en el marI veremosA
6) de sed morir las olas
7) que en tierra descansarán en paz.
8) Una sonrisa marchita deseosA en un viejo atardecer
9) en ellosA eresD los atardeceresD despojándose en mis ojosA.

10) El azul de tus pupilas desemboca en mis ojosA
11) como tierra que muere en el latir del marC
12) a pasosA calladosA resucitará en recuerdosA
13) en un corazón esperando amarC.
14) Vestida de rosasE de olvido espinosoF y rojo fantasiosoF,
15) cuando empiece a besarte primero
16) luces se alzarán en el cielo.
17) Como cada noche te reflejasE en el marG
18) y el parpadearG de segundosA contigo enmarca la felicidad.

19) Otro amanecer encallado entre besosA
20) notasH, las caricciasH del pentagrama
21) música llena de sentidosA
22) sonando hasta en los huesosA
23) tiemblan tus sueñosA
24) porque de este jamásH querrásH despertar.

Es un poema de amor en el cual expreso el deseo de que sea un amor correspondido en el que el sujeto imagina como sería este amor correspondido aunque de forma ingenua. Como se puede observar es un poema con algunas estrofas con rima externa e interna (A, B, C, D etc.).

EXPLICACIÓN DE MI POEMA VERSO A VERSO:

1) El amor es una necesidad que hay que satisfacer, así como la necesidad de beber agua. Cuando se tiene mucha sed, el deseo de beber es muy fuerte como ocurre con el amor (ya lo expliqué anteriormente).

2y 3) Utilizo la metáfora de que la primavera es el amor, en la primavera aparecen las flores y el verde de las plantas, así que me refiero a que ella le produce un intenso deseo de amor. Como se necesita luz para que las plantas crezcan, entonces en el verso "3" expongo que el amor crece. También es la metáfora de que la luz de ella lo ilumina, ilumina su oscuridad y la tristeza es la oscuridad. Es lo que expreso en el verso "4". En su caminar me refiero a que ella al vivir hace camino, por lo que si ella es luz ella ilumina el camino, con ella no hay tristeza, no hay lágrima amarga.

5, 6 y 7) Enmarco la escena en un atardecer en el que están en una playa viendo el mar. Lo que hago en el verso "6" es un antropomorfismo del mar. Hago una contraposición en la que el agua del mar, sus olas, como si estuvieran vivas mueren de sed. Debido a que las olas llegan a la playa, acaban en la playa, por lo que mueren en la playa. Como son olas, beben del mar. Así al caer en la arena de la playa se secan, se entierran en la arena, mueren de sed. Como mueren de sed en el verso "7" utilizo el doble sentido de que las personas que mueren son enterradas como cuando se entierran las olas muertas bajo la arena del mar.

8) El sol ya se está ocultando así que el atardecer ya se está acabando, es viejo, en el mismo momento en el que él piensa en ella y sonríe marchitando su deseo. El deseo se marchita porque se satisface cuando se besan, al besarse él sonríe.

9) Ella representa los deseos que se posan en sus ojos, ella es lo que desea. Hago la metáfora de que al pedir un deseo se cierran los ojos, así que él pide que ella esté con él. Además de que la compara con un bello atardecer.

10) Expreso el hecho de que se miran fijamente en los ojos porque ambos tienen los ojos azules.

11) Aunque podría pensarse que el color de tierra, color marrón, hace referencia al color marrón de unos ojos esta no era mi intención (me han gustado chicas con los ojos azules, verdes y otras de ojos marrones, además yo tengo los ojos azules). Lo que quería expresar es que el sujeto la desea mucho (la anhela), muere por ella como la tierra muere en el mar. Su corazón late más rápido, como un latido que sale de su pecho y que recorre todo su cuerpo hasta desvanece.

12 y 13) Expreso de forma muy sutil el ciclo del agua con las nubes que resucitan, se crean y que desembocan en el mar, mueren en el mar. Es por ello que utilizo recordar. A pasos callados me refiero a que el enamoramiento se produce sin prevenir, no nos damos cuenta de que nos enamoramos hasta que ya estamos enamorados. Esto puede suceder muy rápidamente. Por eso cuando recordamos la persona ya estamos enamorados, resucitamos su imagen en los recuerdos porque pensamos más en la persona de la que estamos enamorados. En el verso "3" utilizo un antropomorfismo en el que la persona es la que siente, no el corazón.

14) Rosas de olvida lo expreso como si hubiera un rechazo, si ella no corresponde tendrá que olvidarla, pero el rojo fantasioso es justamente el desearla, es la pasión por ella. Como en los versos "3 y en 16" habrá luz en la oscuridad, habrá luz de estrella y de luna. La luna se refleja en el mar, el mar son los ojos como expongo en el verso "11" y también del pensamiento.

18) El parpadear es el hecho de cerrar los ojos besarla, abrirlos y cerrarlos de nuevo para volverla a besar. También expreso el paso del tiempo. Por eso al satisfacer la pulsión el amor se produce el estado de recompensa, se produce el estado de felicidad.

19) Enmarco la acción des del atardecer hasta el amanecer. Por lo que es como que navegan por la noche en un mar de amor, hacen el amor. Así que utilizo una contraposición entre navegar/encallarse. Ellos navegan, los besos se encallan en los labios. Es decir que se dan besos de forma continua.

20) Utilizo un doble sentido en el que notas son las notas de música (do, re, mi, fa, sol) y el otro sentido es de notar que en lengua castellana sig-

nifica sentir. Por lo que la música como una alegría, es lo que siente porque se acarician (con las manos) como la música acaricia el oído y sentimos placer. Es por ello que en el verso "21" enfatizo el hecho de que la música nos hace sentir en plural porque me refiero a varios sentidos, el del tacto, la vista, oír etc.

22) Expreso que sienten, que se acarician por todo el cuerpo, hasta los huesos es la expresión.

23 y 24) Cuando se ama el sueño principal, el deseo principal e intenso es el amor correspondido, así que se aminoran otros deseos, se puede perder la pasión por otras cosas. Por lo que estas cosas tiemblan como al tener miedo de ser olvidadas, de ser puestas a parte. Como el deseo de ser correspondido es muy fuerte, lo desea con anhelo, el sistema de recompensa del sujeto se centra en esta recompensa, así que se reduce la motivación para otras cosas. Así que en el verso "24" me refiero a esto a que solamente quiere amar, como al vivir una acción de amor, como es el hacer amor, que no se quiere ni se necesita hacer otra cosa, no se quiere despertar porque se sueña despierto con un sueño que se satisface. Como explico en mi hipótesis de 2016 la cual ya expuse en mi libros de la serie "Fisiología Magna", podría decirse que las pulsiones del enamoramiento son superiores a otras así que se satisfacen primero las pulsiones del enamoramiento.

10 – Un beso mágico

Los deseos se postran en los labios,
palabras efímeras retrasan el amanecer
mueren calles
callan los ojos
seguir tus pasos es la llave,
lágrimas de mar con vaivenes de sollozos.

El sudor ahoga la piel
las huellas calman el camino
derritiéndose en una hoguera de miel
y dedos navegando en tu ombligo.

Destino descalzo camina
sonríe lleno de locura,
conocerse donde todo termina,
pura belleza que esclaviza la vista y la tortura.

En la ventana la luna se pelea con el cristal
quema la actuación
hay puerta desnuda
se alegra la duda
de quererte envejeciendo en la estación.

Autor: JoanCarles Testagorda Garcia, creado aproximadamente en Abril o mayo 2013 y el 4-5-2013. Lo auto-publiqué en mi cuenta de Facebook, en el Pi de Sant Just (en casa de mis padres, Olius, 25286, a los 23 años).

Un beso mágico

1) Los deseosA se postranB en los labiosA,
2) palabrasC efímerasC retrasanB el amanecer
3) mueren callesJ
4) callanB los ojosA
5) seguir tus pasosA es la llave,
6) lágrimasC de mar con vaivenesJ de sollozosA.

7) El sudor ahoga la pielD
8) las huellas calman el camino
9) derritiéndose en una hoguera de mielD
10) y dedos navegando en tu ombligo.

11) Destino descalzo caminaE
12) sonríe lleno de locuraF,
13) conocerse donde todo terminaE,
14) pura bellezaH que esclavizaH la vista y la torturaF.

15) En la ventana la luna se pelea con el cristal
16) quema la actuaciónG
17) hay puerta desnudaI
18) se alegra la dudaI
19) de quererte envejeciendo en la estaciónG.

Utilizo mucho el recurso de la rima externa como en G, A, F, D, E, I. Tiene un buen ritmo a pesar de que haya poca rima interna B, J y H porque los versos son cortos. Es un poema de amor correspondido pero es justo en el principio de la relación en la que el sujeto tiene dudas de que la relación continuará, no sabe si ella querrá que la relación continúe a pesar de que él quiere. Como en muchos de mis otros poemas prescindo de la comprensión del lector, estableciendo un lenguaje metáforico tal como un código.

EXPLICACIÓN DE MI POEMA VERSO A VERSO:

1) Se besan, por lo que es un amor correspondido, el deseo se cumple.

2) Enmarco la acción en un atardecer la cual continua en la noche. Con palabras efímeras quiero decir que hablan poco porque se besan y hacen el amor. Recuerda más los besos, las caricias y el hacer el amor que las palabras dichas.

3) Con la noche hay menos gente en la calle y también es que no pone atención al entorno cuando la besa.

4) Quiero decir que las personas se duermen y también que los ojos se cierran al besarse.

5) Seguir sus pasos es estar con ella, tener una relación con ella. Es la llave significa que es lo que tiene que hacer para ser feliz, tiene que estar con ella.

6) Me refiero a que es un día de lluvia y viento, día de lágrimas y sollozos. El mar son los ojos. Pero son lágrimas de alegría.

7) Como en el verso "6" hablo de "agua" (mar, lágrimas), en el "7" continúo la acción con la palabra ahogarse y después en el verso "10" con navegar. Es una escena de amor, hacen el amor, sudan, hay nerviosismo también, además me refiero a que se acarician.

8) Expongo el nerviosismo con el sudor pero en el verso "8" expongo que está calmado. Porque el nerviosismo es producido por el deseo pero no es el mismo nerviosismo producido por estados de angustia o de ansiedad típicas porque el amor es correspondido y lo vive conscientemente. Las huellas son lo que ha vivido, los recuerdos que acaba de vivir y como se han estado besando es un deseo que se satisface, por lo que siente calma, satisfacción.

9) Me refiero a que hacen el amor de forma apasionada.

10) La acaricia.

11) Me refiero a que como el presente está con ella. El destino es el futuro. Ya sea por muerte o por separación el destino está descalzo, al estar descalzos podemos dañarnos los pies, sufrir. En este caso sufrir por la muerte o por la separación.

12) Como ahora el amor es correspondido y vivido conscientemente, ahora sonríe. Pero no es seguro que su situación será igual de buena en un futuro. El futuro es incierto por esto es loco porque es impredecible.

13) Al conocerse y empezar la relación se acaba el sufrimiento, se termina el sufrimiento, empieza una nueva historia.

14) Cree que ella es muy bella por lo que le gusta verla, admirarla. Cuando vemos ha alguien que nos gusta muchísimo sentimos placer visual.

15) Enmarco la situación por la noche. La luna se puede ver a través de la ventana, que se va moviendo con el pasar del tiempo.

16) Al pasar la luna, al moverse, expreso que el tiempo pasa, así que cuando sale el Sol y duermen o uno de ellos se marcha, se acaba el hacer el amor por lo que es como un acto que se consume, se quema como el fuego que quema.

17) El hecho de que haya dudas es que hay diferentes caminos por tomar, puede que haya diferentes opciones que tomar según si ella corresponde o no. Es por ello que la puerta está desnuda. Hago una doble metáfora con que la puerta está abierta. Como hay diferentes opciones que tomar y que ellos van desnudos.

18) Tiene dudas de que ella quiera volverlo a ver, la duda aparece por eso se alegra la duda.

19) Si ella no quiere verlo más, él la recordará para siempre. Esperar el tren en la estación es una expresión. Así que si ella no quiere continuar la relación, entonces él la amará para siempre, quizás con la esperanza de que algún día volverá para estar con él.

11 - Rosas

Lluvia precoz abalanzada en caricias finas
moja el crecer del cabello en un verso
noche vieja que comparte luna sola
camina tenue hacia tus mejillas
rosas.

Perecen las manos en tu pecho desnudo,
deja probar a mis labios tu ser
deja cantarle al Sol tus oídos el amanecer
déjame abrigarme otro día a tu querer
deja florecer la primavera que traigo en cristal,
rosas.

Que tus ojos no se pierdan conmigo ningún atardecer,
con tu piel en la orilla de mis dedos
póstrate en el fuego del deseo
tus muslos libres sírvanse de placer,
rosas.

Que la muerte no acabe con el amor
pero que antes muera el juego de luces en el salón
como agua navegando en el mar,
triste faro para el silencio
que de lejos nos sintió venir
acompaña infinitas estrellas espinosas como,
rosas.

Autor: JoanCarles Testagorda Garcia, creado el día 16 Julio 2013 a las 2:40am, en el Pi de Sant Just (Olius, 25286, en casa de mis padres, donde vivía a los 23 años).

Rosas

1) Lluvia precoz abalanzada en caricias A finas A
2) moja el crecer del cabello en un verso
3) noche vieja que comparte lunaB sola
4) caminaB tenue hacia tus mejillasA
5) rosasA.

6) Perecen las manosC en tu pecho desnudo,
7) deja probar a mis labiosC tu serD
8) deja cantarle al Sol tus oídosC el amanecerD
9) déjame abrigarme otro día a tu quererD
10) deja florecerD la primavera que traigo en cristal,
11) rosasA.

12) Que tus ojosC no se pierdan conmigo ningún atardecerD,
13) tu piel en la orilla de mis dedosC
14) póstrate en el fuego del deseo
15) tus muslosC libres sírvanse de placerD,
16) rosasA.

17) Que la muerte no acabe con el amor
18) pero que antesF muera el juego de lucesF en el salón
19) como agua navegando en el mar,
20) triste faro para el silencio
21) que de lejos nos sintió venir
22) acompaña infinitasA estrellasA espinosasA como,
23) rosasA.

Es un poema de amor. Creé este poema en aproximadamente 35 minutos. Era un día que estaba en la cama, no podía dormir así que pensé en hacer un poema, el mismo día lo auto-publiqué en mi facebook. En el poema utilizo el doble sentido (la sinonimia) sobre el color rosa ya sea de sus mejillas o de sus muslos y la rosa, la flor (en los versos "5, 11, 16 y 23").

EXPLICACIÓN DE MI POEMA VERSO A VERSO:

1) Hago una metáfora entre la lluvia y las caricias. Por lo que las caricias llueven sobre ella. Utilizo el precoz porque significa que se precipita, como la lluvia que se precipita. A causa del deseo se precipita a acariciarla, lo cual lo primero que hace es acariciarla. Especifico que son caricias finas porque es delicado con ella, hay elegancia en sus movimientos, así que lo enfatizo para aumentar la intensidad de la sensación, del amor.

2) Como hago la metáfora de que las caricias son como lluvia, entonces como quiero expresar que le acaricia el pelo, lo expreso como que moja el crecer de su cabello. En un verso porque es de forma romántica.

3) Con los versos "3 y 8" enmarco la escena por la noche hasta el amanecer. Como no hay nubes en el cielo, la luna está sola. Hago la contraposición de comparte/sola. Noche vieja porque se está acabando.

4 y 5) Describo la escena en la que la luz de la luna los ilumina mientras hacen el amor, y la ilumina a ella, ilumina sus mejillas, las cuales son rosas (5).

6) En esta escena expreso el acto de que el sujeto le acaricia el pecho a ella, estando este desnudo. Indico perecen porque al principio le acaricia todo el cuerpo, la cara, las manos el cabello etc. y después el pecho, perecen en el pecho ya que es una acción continua y repetida.

7) Besa a la chica por todo el cuerpo, por todo su ser.

8) En este verso enmarco la escena en el amanecer, el Sol empieza a salir y empieza a iluminarlos, como si su luz fuera un canto que les acaricia.

9) Abrigarse indico como arroparse, envolverse con su ser, en su amor, envolverse con su piel estando ella encima de él.

10) En mi opinión es una de las mejores frases de todas las frases que he escrito en toda mi vida. Quiero decir varias cosas. Una es que le regala rosas (rojas como su mejillas verso "4 y 5") con la que le demuestra su amor, con la que le dice "te quiero". Por tanto ella debe de poner la rosa en un jarrón, para que acabe de florecer. La primavera me refiero a las flores, a la rosa que le regala.

11) Indico que la primavera que él le da, que las flores que él le regala son rosas. El cristal me refiero a un jarrón con agua en el que ella pueda dejar las rosas. El cristal es frágil y puede ser muy sólido, como el amor, con el cristal a veces me refiero a la transparencia y a la fragilidad. Otro de los significados que quiero expresar es que siendo el amor la primavera, que ella deje florecer el amor que él siente por ella, que le diga que también ella lo quiere a él. El título de mi libro, "59 lágrimas de rosa…" se debe en parte a esta frase que pensé y que expongo en este poema de rosas.

12) Expreso que el sujeto siempre quiere estar con ella, por eso quiere ver el atardecer con ella y todos los que vendrán hasta morirse.

13) Con la orilla me refiero a las yemas de sus dedos. La acaricia.

14, 15 y 16) Postrarse como rendirse, quiero decir que no se resista al deseo de hacer el amor con él. Por este motivo en el verso "15" expreso de forma poco sutil que se abre de piernas para hacer el amor con él, para sentir placer, para amarse.

17) Que sea un amor eterno. También me refiero a que como van a ir al trabajo o ha hacer otra cosas, que la distancia no los separe, que la ausencia de contacto no acabe con su amor.

18) Que antes de que se vayan al trabajo o donde tengan que ir que se quede con él. Que el Sol que produce un juego de luces en el salón porque entra por la ventana pero a medida que pasa el día, la tonalidad de colores que el Sol produce cambia, así como la intensidad de la luz del Sol que entra por la ventana. Él quiere que ella se quede hasta el próximo día.

19) Hago otro juego de palabras en el que no es el barco que navega es el agua que navega por el mar. Como si las olas navegasen por el mar hasta morir en la playa. Esto lo comparo como que los rayos del Sol son como olas que navegan y que mueren cuando el Sol se va.

20 y 21) Al salir el Sol, en el siguiente día tienen que ir al trabajo o hacer otras cosas. Por lo que le doy el sentido de que el silencio que es como la muerte, como la muerte de ese día maravilloso, pero que volverán a estar juntos como barcos que van hacia el faro. El faro así como el Sol, emite luz, ellos van hacia la luz como barcos que aman la playa. Irán, navegarán para encontrarse de nuevo. La luz es el amor, así que el faro emite luz, ellos emiten luz, seguirán esta luz para encontrase de nuevo. Por lo que el faro, el amor que sienten, lo hace ir el uno hacia el otro.

22) Como el Sol se va pues vuelve a anochecer, entonces salen las estrellas que son infinitas porque hay muchas. Son espinosas porque me refiero a que las estrellas son otras chicas, son amores anteriores también. Su forma es espinosa por eso hago el símil con las espinas de las rosas, así que en el verso “23” escribo rosas. Porque olvidar puede ser doloroso como las espinas de las rosas.

12 - A la primavera ya le toca ivernar

El cielo se descalza en el mar
y el mar besa sus pies
las olas acarician la tierra
así es como juegan a amar.

El asedio de verdes termina
así calla la primavera
porqué escucha las cigarras cantar,
el Sol está hoy vistiendo las nubes
hoy no toca llorar
tienen alegre traje rojo
que el tiempo deshilará.

Luego,
pasarela negra lucecitas al desfilar
guían los caminos
por los que mañana tendremos que pasar.
Ya se marchitaron todas las flores
y repartieron sonrisas a las estrellas.

Entonando grises y sólo riman los negros
corazón que desangra silencios al latir,
como laten los versos en el corazón de la hoja.
No arrastres tus huellas por el camino,
nadie va a entender tus huellas,
hazlo, aunque al caminar cada huella sea una herida.

Segundos negros bostezan
antaño blancos
enmarcando una vida gris.

Autor: JoanCarles Testagorda Garcia, creado el día 4 Mayo 2013 a las 21:39 en el Pi de Sant Just (25286, en casa de mis padres, donde vivía a los 23 años). Este poema lo auto-publiqué en mi cuenta de Facebook, el mismo día que lo escribí (el mismo día que lo creé el 4 de Mayo de 2013).

A la primavera ya le toca ivernar

1) El cielo se descalza en el marA
2) y el marA besa sus pies
3) las olas acaricianB la tierra
4) así es como jueganB a amarA.

5) El asedio de verdesB termina
6) así calla la primavera
7) por qué escucha las cigarras cantarA
8) cuando el Sol vistiendo las nubesB estáD
9) hoy no toca llorarA
10) tienen alegre traje rojo
11) que el tiempo deshilaráD.

12) Luego,
13) pasarela negra lucecitas al desfilarA
14) guían los caminosE
15) por los que mañana tendremosE que pasarA.

16) Ya se marchitaronF todasB las flores
17) repartieronF sonrisasB a las estrellasB.

18) Entonando grisesC y sólo riman los negrosB
19) corazón que desangra silenciosB al latir
20) como laten los versosB en el corazón de la hoja,
21) No arrastresC tus huellas por el camino
22) nadie va ha entender tus huellas,
23) hazlo, aunque al caminar cada huella sea una herida.

24) SegundosB negrosB bostezan
25) antaño blancosB
26) enmarcando una vida gris.

Es un poema de amor no correspondido y paisajista aunque es un paisaje totalmente imaginario. El tema principal es el final de la primavera y comienzo de verano.

EXPLICACIÓN DE MI POEMA VERSO A VERSO:

1) Utilizo otro antropomorfismo, en el que el cielo se descalza. Me refiero a que si el cielo fuese como un cuerpo, sus pies serían la parte que queda en el horizonte. En el horizonte el cielo se une con el mar así que es como nuestros pies que se unen con la tierra. Sentimos la tierra al descalzarnos

2) Besar lo utilizo como unir, dos personas se besan se unen.

3) Creo otro efecto sinestésico con el acariciar así como el besar, se produce una sensación de ternura, de contacto.

4) Como expreso con besar y acariciar, que son acciones demostrativas de amor, entonces explico que así juegan ha amar.

5 y 6) Me refiero a que empieza el verano las plantas se secan y pierden su color verde. Asediar al marrón de la tierra, conquistarlo.

7) En verano las cigarras cantan, simplemente expreso el comienzo del verano.

8) Expreso que los rayos de Sol se reflejan en las nubes y como es el atardecer el color que adoptan las nubes es rosa/rojizo (los átomos absorben y re-emiten los fotones, la luz de una frecuencia específica, que es de un color específico, el cual es el rojo en este caso).

9) Me refiero a que hoy no llueve porque las nubes no lloran.

10) El Sol que se refleja en las nubes las colorea de color rojo.

11) Con el paso del tiempo, anochece, con lo cual si el Sol viste de rojo a las nubes con sus rayos de Sol, entonces con la caída del Sol, se deshila el vestido tejido por el Sol y las nubes quedan desnudas, ni si quiera se ven.

12 y 13) La acción continúa por lo que anochece. Sigo con la metáfora de vestir, deshilar, de la moda de ropa, con lo cual expreso "pasarela negra" como la noche que es oscura y las estrellas que desfilan como mujeres modelo que desfilan por la pasarela.

14) Desde la antigüedad las personas se han guiado por la noche con la posición de las estrellas. Utilizo un contrasentido en el que no guían a los caminos, sino que es a las personas a través de los diferentes caminos. Se puede entender que si alguien es un camino, se entiende con alguien con quien tener una relación amorosa correspondida. Así que si ella es el camino, ella debe de ser guiada hacia mi. Por lo que así se guían los caminos.

15) Con la persona con la que tendremos que vivir con una relación de amor correspondida.

16) Como acabó la primavera (verso 5 y 6) las flores se marchitaron. Hago la metáfora de las flores como amores o posibles amores, mujeres con las que tener una relación amorosa.

17) Por el cielo pasan las estrellas como las flores por la primavera como los amores por la vida y como pasan sonríen a otra persona pero ya no al sujeto.

18) La primavera da color con el color de sus flores. El sujeto solo entona grises, solo canta su soledad, cantar es como pedir o buscar. En este caso es pedir amor o buscarlo. Como no encuentra pareja solamente rima con los negros, un verso aparejado es que tiene pareja. Así que si su pareja es el color negro, el negro es la soledad, no es nadie.

19) Un corazón que se desangra muere. Como una persona sin amor que si canta y entona y no encuentra pareja se irá silenciando. Se desmotiva, más pasa el tiempo más se silencia, más se desangra y por tanto muere.

20) Latir los versos es un juego de palabras, los versos son algo bello como el amor, por lo que siente amor, y ese amor se siente en el corazón como los versos en una hoja. (En mi caso casi nunca escribo lo que siento, simplemente imagino una situación que describo. Puedo estar triste y escribir algo alegre, o puedo estar alegre y escribir algo triste).

21) Al vivir se hace camino, así que lo que recordamos es como mirar atrás, mirar nuestras huellas. Arrastrar las huellas es sufrir como unos

pies que dañados no pueden caminar bien, se arrastran por el suelo. También es recordar y sufrir de lo que ha ocurrido.

22 y 23) Es difícil entender exactamente por lo que ha pasado una persona y por lo que sufre. Como la primavera pasa llega el verano, la persona se cansa más, es la época seca. Así que la persona sufre pero debe seguir viviendo a pesar del sufrimiento.

24, 25 y 26) Con segundos negros que bostezan, me refiero a que es un tiempo en el que hay soledad, sufrimiento, la persona está fatigada, como cuando se bosteza y se quiere dormir, y se quiere morir. Antaño blancos me refiero a que antes estaba con pareja o que al menos no sufría, por lo que su vida esta hecha de blancos y negros, de penas y alegrías, lo cual resulta en un color gris.

13 -Las palabras solo calman bocas ciegas

En espejos vacíos como palabras estancadas
se perdieron caminos y sus cálidos abrigos.
Cayeron las noches, cayeron los días
cayeron lágrimas, la mirada se perdía
y con ella el silencio a la realidad gobernaría,
cayó la luna y sus brillantes melodías
cayeron desdibujadas sonrisas
el Sol y su tímida esperanza,
no había día en la noche ni noche en el día
sólo tiempo y una herida
que desangra amaneceres
calla lunas y nubla cristales con sus brisas.

Autor: JoanCarles Testagorda Garcia, creado en 2013 en el Pi de Sant Just (Olius, 25286, en casa de mis padres, donde vivía a los 23 años). Este poema lo auto-publiqué el mismo día en el que lo escribí en mi cuenta de Facebook, no utilizo ni tengo otra cuenta de Facebook.

Las palabras solo calman bocas ciegas

1) En espejosA vacíosA como palabrasB estancadasB
2) se perdieronC caminosA y sus cálidosA abrigosA.
3) CayeronC las nochesD, cayeronC los díasB
4) cayeronC lágrimasB, la mirada se perdíaE
5) y con ella el silencio a la realidad gobernaríaE,
6) cayó la luna y sus brillantesD melodíasB
7) cayeronC desdibujadasB sonrisasB
8) el Sol y su tímida esperanza,
9) no habíaE díaE en la noche ni noche en el díaE
10) sólo tiempo y una herida
11) que desangra amaneceresD
12) calla lunasB y nubla cristalesD con sus brisasB.

He utilizado mucho el recurso de la rima externa e interna, por lo que mi obra tiene un buen ritmo. Es un poema de desamor. Con una "boca ciega" me refiero a una boca que no ve, una boca que no ve el amor (una persona que no vive el amor). Me refiero a que las palabras, conversaciones con quien se ama se puede calmar un poco a la persona que sufre de amor. En este caso en el sujeto las palabras se estancan en su boca, no habla, porque no tiene a quien decirle palabras de amor.

EXPLICACIÓN DE MI POEMA VERSO A VERSO:

1) Con espejos quiero decir ojos y están vacíos porque como ya no está con la chica que ama entonces no la ve y como no la ve entonces sus ojos están vacíos de ella. Como palabras estancadas porque no son palabras que no dice a ella.

2) Como no está con la persona que ama entonces su camino se perdió, la perdió a ella. A sus abrigos me refiero al amor que lo protege del frío de la oscuridad.

3 y 4) Pasó el tiempo. Sufrió de tristeza, lloró por ella, y al estar triste como muchas personas que están tristes miraba hacia el suelo.

5) El silencio es el desamor, la muerte, es por ello que lo que sentía, su realidad es la tristeza.

6) Me refiero a que el tiempo pasó, como pasa la noche en la que las estrellas y la luna caen, se esconden.

7) Es el sonreír aunque se esté triste

8) Pasó el tiempo, pues cayó el Sol. El Sol ilumina y calienta por lo que abriga, así que me refiero a que podría tener esperanza de encontrar un nuevo amor pero como el Sol cae, entonces no lo abriga de la soledad, de la tristeza.

9 y 10) El tiempo pasa aunque le da igual que sea de día que de noche que el sujeto sufre de tristeza.

11) Con desangra me refiero a que es como un corazón que muere, que se desangra. El corazón representa el amor. También utilizo desangrar amaneceres como matar el día, en el cual al amanecer es rojizo como si se desangrase.

12) No ve la belleza de la vida, no ve que podría querer otras chicas porque su tristeza lo ciega, como se nubla su vista como se nublan los cristales.

14 - Libertad en la arena

Se rompen los cristales,
las primeras lágrimas cabalgan sobre el cielo
rojizas
y anaranjándose por momentos,
desangrando la noche,
cortejando al azul
que hoy una vez más besará el día con su luz.

¡Las olas perfumadas de amarillo
gritan libertad en la arena!
Olas esclavas del viento,
despiertan los colores,
y se alegran las flores.

Los aviones esbozan con algodón rosa
y con el mar
se va vistiendo y desvistiendo la playa.

Autor: JoanCarles Testagorda Garcia, creado el día 1 Agosto 2013 en la playa de Castelldefels (a los 23 años). Este poema lo auto-publiqué el mismo día en el que lo escribí en mi cuenta de Facebook.

Libertad en la arena

1) Se rompen los cristales,
2) las primerasA lágrimasA cabalgan sobre el cielo
3) rojizasA
4) y anaranjándose por momentos,
5) desangrandoB la noche,
6) cortejandoB al azul
7) que hoy una vez másA besará el día con su luz.

8) ¡Las olasA perfumadasA de amarillo
9) gritanC libertad en la arena!
10) OlasA esclavasA del viento,
11) despiertanC los coloresE,
12) y se alegranC las floresE.

13) Los avionesE esbozanC con algodón rosa
14) y con el mar
15) se va vistiendo y desvistiendo la playa.

Este poema lo creé en Castelldefels, estaba yo solo mirando el amanecer en la playa. Es un poema puramente paisajista. El aeropuerto del Prat está cerca de Castelldefels así que se ven muchos aviones en esa zona.

EXPLICACIÓN DE MI POEMA VERSO A VERSO:

1) Los cristales son las estrellas, así que al hacerse de día se rompen los cristales, no vemos las estrellas.

2) Como cuando llueve se dice que el cielo llora, entonces utilizo la expreso las primeras lágrimas como las primeras nubes. Cabalgan es pasan por el cielo. Estas nubes eran nubes delgadas, no eran nubes de lluvia.

3, 4, 5 ,6 y 7) Los primeros rayos del Sol son rojizos así que tiñen las nubes de un color rojo rosado. A medida que el Sol se va levantando se volviendo, naranja y después amarillo dorado. Lo cual es lo que expreso. Utilizo la expresión desangrándose porque es como un cuerpo que se desangra, el rojo que es la sangre se va del cuerpo por lo que el amanecer se desangra porque pierde su color rojo. Después el cielo se vuelve amarillo y finalmente azul. El pasar de las nubes por el cielo, es como bailar con el cielo, se produce un vaivén de colores hasta que se produce el color azul, lo cual es como un cortejo, es como sacar una chica a bailar. Y por tanto como si fuera una escena romántica, después del cortejo llega el beso, así que el Sol besa con su luz a las nubes que lo cortejan.

8) Con el Sol y en especial al amanecer, los rayos de Sol visten las olas de color amarillo y dorado. Así que si el Sol impregna como una fragancia, es como una fragancia que perfuma las olas con su luz. Creo un efecto sinestésico entre olfato/vista, luz/fragancia.

9 y 10) Como las olas se liberan del mar porque se entierran en la arena al llegar a la playa, entonces lo expresé como que gritan libertad en la arena para después crear una contraposición con que las olas son esclavas de viento. Porque sin viento no habría olas, por eso son esclavas, así que se liberan en la arena, mueren en la arena.

11 y 12) Como sale el Sol, la luz es absorbida por los átomos y por efectos fisico-cuánticos es re-emita en una sola frecuencia en este caso, lo cual produce un color específico (estando dentro del espectro visible produce colores, tengo una hipótesis diferente a la actual para explicar como se producen los colores). Se alegran las flores porque con los rayos de Sol muestran sus colores. Producen efectos con la luz del Sol, por ejemplo reflejan la luz ultravioleta que las abejas ven para polinizarlas.

13) En esa zona siempre se ven aviones, vi un avión que pasaba por las nubes y que estas eran rosas. Los rayos rojizos del Sol se reflejaban en el avión así como en las nubes, por lo que así lo expresé. (Siendo las nubes el algodón)

14 y 15) El mar con las olas y con las mareas, se lleva la arena de la playa y la cubre de agua. Por este motivo expresé que el mar viste y desviste la arena de la playa. Con el vaivén de las olas vemos y no vemos la arena.

15 – El cielo juega con las miradas

DESAMOR:

Cuando a tus pies sólo llueve cristal
sólo ves sangre en el rosal
huellas solas cuentan las despeinadas horas
frágil arena que el tiempo derrumba.

Cuando en los soles mueres sin más razones
ríen gotas de amargura
sedientas de tortura
las frías escaleras están destinadas al seco gris.

Cipreses pelean al Sol,
ya no quedan estrellas en el tejado
en los azules que navegan en la arena
hay un barco que languidece enfermando a la espera.

AMOR:

Cuando di primavera a tus huellas…
atardeceres bañándose en tus ojos
tardes viejas, tardes secas, tardes de ensueño
el Sol quema rojos en tu pelo
caricias mojadas por mis atentos dedos.

A los labios siempre les entran prisas
cabalgamos juntos con las mejores brisas
feliz y despreocupado
porque el mañana tiene tus mejores sonrisas.

Cuerpo abrazado a la profunda belleza
de lejos sé de inocencia cuando se acerca tu voz
reinos de cansada luz vierten amaneceres de cristal
tormentas de palabras perecen en el rompeolas,
calmando mi querer
el silencio sólo dibuja manos eternas.

Autor: JoanCarles Testagorda Garcia. Otoño 2013. Es un poema que creé para clase de castellano en 2013 (Instituto Francesc Ribalta). Yo creé el poema y mi compañera de clase (E. P) hizo una presentación con imágenes para presentarnos a un concurso de poesía. Creé este poema en la casa donde vivía (casa de mis padres) en el Pi de Sant Just (código postal 25286, Olius).

El cielo juega con las miradas

DESAMOR:

1) Cuando a tus piesB sólo llueve cristalA
2) sólo vesB sangre en el rosalA
3) huellasC solasC cuentan las despeinadasC horasC
4) frágil arena que el tiempo derrumba.

5) Cuando en los solesB mueresB sin másC razonesB
6) ríen gotasC de amarguraE
7) sedientasC de torturaE
8) las fríasC escalerasC están destinadasC al seco gris.

9) CipresesB peleanF al Sol,
10) ya no quedanF estrellasC en el tejado
11) en los azulesB que naveganF en la arena
12) hay un barco que languidece enfermando a la espera.

AMOR:

13) Cuando di primavera a tus huellasC…
14) atardeceresB bañándose en tus ojosH
15) tardesB viejasC, tardesB secasC, tardesB de ensueño
16) el Sol quema rojosH en tu pelo
17) cariciasC mojadasC por mis atentosH dedosH.
18) A los labiosH siempre les entran prisasC
19) cabalgamosH juntosH con las mejoresB brisasC
20) feliz y despreocupado
21) porque el mañana tiene tus mejoresB sonrisasC.

22) Cuerpo abrazadoI a la profunda belleza
23) de lejosH sé de inocencia cuandoI se acerca tu voz
24) reinosH de cansada luz vierten amaneceres de cristal
25) tormentasC de palabrasC perecen en el rompeolasC,
26) calmando mi querer
27) el silencio sólo dibuja manosH eternasC.

Como se puede observar el poema se compone de 2 partes, el desamor y el amor. Utilicé muchas rimas tanto internas como externas.

EXPLICACIÓN DE MI POEMA VERSO A VERSO:

1) Utilizo la metáfora que vivir es caminar, al caminar se vive. Entonces el sujeto el cual sufre de desamor, solamente ve que a sus pies hay cristal, ve que solamente hay sufrimiento, como pisar cristales a cada paso.

2) Como ve que solamente hay sufrimiento entonces solamente ve que se pinchará el dedo si sujeta una rosa. La rosa es el amor. Lo que expreso es que solamente ve el sufrimiento que le produce el amor y es por ello que no busca un nuevo amor.

3) Las huellas se ven al mirar atrás, así que son los recuerdos, lo ya vivido. Así que ve huellas que caminan solas, ve la soledad que ha vivido. Cuando se está triste o con depresión, la persona no cuida su imagen personal, por lo que no se cuida, por ejemplo no se peina. En mi hipótesis de 2021 sobre el amor, y en mis libros de las serie de libros que yo mismo creé "Fisiología Magna" expongo que la depresión la persona no cuida su imagen personal porque su nivel de oxitocina es bajo.

4) Aquí utilizo la metáfora de que el paso del tiempo se mide con un reloj de arena y que esta arena es frágil como la vida, así que el tiempo la derrumba como se derrumba un castillo de arena.

5) El Sol representa la alegría, la luz y el calor, a pesar de que en su vida haya momentos de alegría no es feliz, está triste por el desamor.

6 y 7) Las gotas de amargura son las lágrimas, ríen me refiero a que hacen su 95 aparición porque llora por desamor. Sedientas es porque el sujeto siente deseo de tener amor pero no lo vive así que llora. Es una contraposición entre agua/sed, el agua son las lágrimas y la sed es el deseo de amar. Como son lágrimas de tristeza el desamor lo tortura.

8) Las escaleras que baja como un camino con bajada, van hacia el gris, el gris es como la oscuridad, es el sufrimiento. Seco es para hacer contraposición con gotas.

9) Los cipreses son los árboles que hay en el cementerio, representan la muerte. Se utilizan para hacer sombra, con el viento se mueven, así que es como si se pelearan con el Sol. El sujeto sufre por amor, tiene depresión, por lo que el desamor es como la muerte porque incluso quiere morir.

10) Con las estrellas me refiero a otros amores, no busca otros amores.

11) Los ojos del sujeto (como los míos) son azules y los de su amada también son azules. Así que sus ojos navegan por la arena, no por el cielo que son como los ojos de su amada. Sus ojos miran la arena, por lo que miran el suelo, como cuando la persona está abatida y mira hacia el suelo.

12) En la arena, como por ejemplo en unos ojos marrones de otra chica, hay quien lo quiere, hay un barco que espera, por lo que languidece. Y este barco enferma porque como él no tiene amor (en ese momento). También me refiero a que se ve a él y su soledad, se ve solo. Por lo que es como un barco en la arena, un barco que no tiene amor porque el mar es el amor.

13) Con la primavera me refiero a que le da amor, pone amor en su camino. El sujeto encuentra una chica, a la que ama y que ella lo ama estando los dos de juntos conscientemente.

14) Enmarco la escena en el atardecer. Por eso en el verso "15" expreso que la escena ocurre por la tarde, en el atardecer, y es de ensueño porque está con una chica que ama.

16) Como es el atardecer, el sol se pone y el cielo es rojizo, los rayos del Sol tiñen de rojo el cabello de ella. Quema porque el tiempo se consume y porque son reflejos del Sol el cual es una bola de fuego.

17) Me refiero a que él le acaricia la piel con sus labios, los labios son húmedos así que son caricias mojadas.

18) Me refiero a que tiene un gran deseo de besarla por lo que la besa continuamente, es lo primero que desea al verla.

19) Utilizo una metáfora en que cabalgar es como volar en este caso por el cielo que lo expreso con brisas, como una sensación de algo muy placentero.

20 y 21) Me refiero a que ya no se tiene que preocupar por encontrar a una chica porque ya esta con una chica a la que ama. También porque ella lo ama a él y es por ello que ella sonríe, le sonríe a él. Pues es un amor correspondido, feliz porque ambos se aman con anhelo. En el verso "22" piensa que ella es muy bella.

23) Ella es una chica inocente así lo expreso, pues amarse implica inocencia cuando se ama sin preocuparse por una posible separación. El amor es sincero como una voz inocente, pues le habla inocentemente.

24) En mi opinión es una de las mejores frases que escribí en 2013. Me refiero que el Sol que se levanta de dormir, pues estaba cansado, empieza a iluminar el día, empieza a iluminar su reino. Utilizo la expresión cansada luz porque los rayos de Sol del amanecer son poco intensos. El cielo se ilumina como un cristal que refleja la luz. Si hubiera escrito: reinos de cansada luz dan paso a un amanecer de cristal me referiría a que las estrellas dejan de verse al salir el Sol.

25, 26 y 27) Tormentas de palabras me refiero a muchas palabras. El rompeolas son los oídos, porque el sonido son ondas así que como las olas de mar que se rompen en un rompeolas, estas olas se transforman en electricidad en los cilios del oído. Por tanto me refiero a que se hablan mucho y de forma sincera y buena. Esto calma su querer pues le hace entender y creer que se quieren, porque se dicen "te quiero" siempre como cuando amas a alguien. Así que la toma de la mano porque con ello sus manos se unen, así que caminarán siempre junto, nunca más lloverá cristal a sus pies.

16 – Muérete tiempo

Muérete tiempo,
ya tengo sus ojos con sus mejores brillos.
Eres la de verdad
la que en tus ojos no se ven horizontes de olvidos.

Con dulzura besas con luz
a otro mar de lágrimas negras,
callas el alma que muere en mi cama,
sonríes al azul que en mi se baña,
el tiempo hará mías todas tus cinturas.

Más viva nacerá la flor
levantará alboradas y las manos del alma
¡sí!, en tus yemas posará mejor
encenderá las brisas que anidan en tu interior
helará lunas con su olor
en las tardes de poemas hechos con el mejor amor.

Autor: JoanCarles Testagorda Garcia, creado aproximadamente el día18- Febrero-2014 en el Pi de Sant Just (25286 en casa de mis padres, a los 24años).

Muérete tiempo

1) Muérete tiempo,
2) ya tengo sus ojosA con sus mejoresB brillosA.
3) EresB la de verdad
4) la que en tus ojosA no se ven horizontesB de olvidosA.

5) Con dulzura besasC con luz
6) a otro mar de lágrimasC negrasC,
7) callasC el almaD que muere en mi camaD,
8) sonríes al azul que en mi se baña,
9) el tiempo haráE mías todasC tus cinturasC.

10) MásC viva naceráE la florF
11) levantaráE alboradasC y las manosA del alma
12) ¡sí! en tus yemasC posaráE mejorF
13) encenderáE las brisasC que anidan en tu interiorF
14) helaráE lunasC con su olorF
15) en las tardesB de poemasC hechosA con el mejorF amorF.

Es un poema de amor correspondido en el que el sujeto al tener y vivir el amor no quiere que el tiempo pase. Tiene mucho ritmo porque tiene muchas rimas internas y externas.

EXPLICACIÓN DE MI POEMA VERSO A VERSO:

1 y 2) Como el sujeto ya está con la persona que ama quiere que el tiempo se muera, que no pase el tiempo. El que ya está con ella lo expongo como que ya tiene sus ojos, y con sus mejores brillos porque ella está enamorada de él.

3 y 4) Antes tuvo pareja sentimental pero se separaron así que le dice que con ella podrá pasar toda su vida. El pasar toda su vida lo expreso como que en el horizonte que es el futuro, no hay olvido, no tiene que olvidarla.

5 y 6) La luz representa el amor, así que con su luz, la cual besa porque es la ternura de ella. Otro mar de lágrimas negras, es otro mar de amor no correspondido. Lo cual significa que la luz ilumina el mar negro, por lo que le da amor y ternura con la que le quita la tristeza.

7) El alma que muere en su cama es la pasión de amar, es el deseo carnal, así que ella lo calma porque hacen el amor.

8) El azul que se baña en el sujeto es una doble metáfora en la que el azul es el mar y el mar son sus ojos. Sonreír lo utilizo como corresponder.

9) Al crecer, por ejemplo de los 16 a los 45 años, en general las mujeres aumentan un poco su talla de cintura De este modo me refiero a que siempre estará con ella hasta envejecer y morir. (Personalmente no me gustan las mujeres de grandes caderas, caderas anchas, no me refiero a un gran ensanchamiento de las caderas)

10) El sujeto le ofrece flores, más viva es la flor me refiero a que su belleza será mayor, su color será más intenso porque la flor como ella es muy bella.

11) Como la noche negra es la tristeza, con la luz de ella, como cuando sale el Sol, ella iluminará su oscuridad, y le hará sentir amor que el sujeto demostrará acariciándola.

12) Regalar una flor es como decir "te quiero" así que él le regala una flor (verso 10) por lo que como ella ilumina su oscuridad entonces expongo que "sí" regalarle una flor es algo bueno para él porque ella también lo quiere. También es el gesto de que con él la flor no es bella, pero que si le da la flor a ella, entre las yemas de ella se embellecerá la flor porque ella es muy bella.

13) Encenderá es como activar, como liberar. Brisas es como los pájaros que con una brisa de viento parten del nido, porque aprovechan la corriente de aire. Las brisas quiero decir como el amor que hay en ella, como las alas que anidan en su corazón esperando salir a volar.

14) Con el olor de la flor, es decir con los gestos de amor, la luna permanecerá en sus noches más negras, para iluminar sus noches más negras.

15) Me refiero a que se amarán, se mirarán, se acarician y harán el amor, los poemas representan algo romántico bello.

17 –Esclavizado a tu libertad

Te prometo versos,
si saben a te quieros en tus labios.

Con dulzura besas con luz
otro mar de lágrimas negras
callas el alma que muere en mi cama
sonríes al azul que en mi se baña,
el tiempo hará mías todas tus cinturas.

No hay garabatos de amargura
ni tan si quiera una pequeña duda
sólo hay los colores de locura
en un cuadro de amor,
que en la eternidad perdura.

Oscuras calles de papel vestidas con soles
y con abrigos que aún cuentan botones,
para besarte no hay más razones
que derretirnos en pasiones
y estar atrapados en miradas
que lentas deshacen el silencio de nuestros corazones.

Autor: JoanCarles Testagorda Garcia, creado entre 2013 y antes del 18 de Febrero de 2014 en el Pi de Sant Just (25286, en casa de mis padres, donde yo vivía a los 23/24 años).

Esclavizado a tu libertad

1) Te prometo versosA,
2) si saben a te quierosA en tus labiosA.
3) Con dulzuraC besasB con luz
4) otro mar de lágrimasB negrasB
5) callasB el alma que muere en mi cama
6) sonríes al azul que en mi se baña,
7) el tiempo hará míasB todasB tus cinturasB.
8) No hay garabatos de amarguraC
9) ni tan si quiera una pequeña duda
10) sólo hay los colores de locuraC
11) en un cuadro de amor,
12) que en la eternidad perduraC.
13) OscurasB callesD de papel vestidasB con solesD
14) y con abrigosA que aún cuentan botonesD,
15) para besarte no hay másB razonesD
16) que derretirnosA en pasionesD
17) y estar atrapadosA en miradasB
18) que lentasB deshacen el silencio de nuestrosA corazonesD.

Es un poema de amor correspondido con un buen ritmo pues hay rimas en todas las estrofas.

EXPLICACIÓN DE MI POEMA VERSO A VERSO:

1 y 2) Le promete que la querrá si ella lo quiere.

3 y 4) Igual que puse en el anterior poema. Antes tuvo pareja sentimental pero se separaron así que le dice que con ella podrá pasar toda su vida. El pasar toda su vida lo expreso como que en el horizonte que es el futuro, no hay olvido, no tiene que olvidarla.

5 y 6) Igual que puse en el anterior poema. La luz representa el amor, así que con su luz, la cual besa porque es la ternura de ella, otro mar de lágrimas negras, es otro mar de amor no correspondido. Lo cual significa que la luz ilumina el mar negro, por lo que le da amor y ternura con la que le quita la tristeza.

7) Igual que puse en el anterior poema. El alma que muere en su cama es la pasión de amar, es el deseo carnal, así que ella lo calma porque hacen el amor.

8, 9, 10, 11 y 12) En la estrofa hago una metáfora de pintar un cuadro de amor con "garabatos, colores y cuadro". Me refiero a que los garabatos de amargura es cuando aparece un poco de tristeza, pero no es su caso porque su amor es correspondido y perdura. No hay dudas de que se quieren. Si hay un poco de incertidumbre de como evolucionará su relación pero no hay dudas de que se quieren, hay un cuadro de amor, de amor eterno.

13) La oscuridad la relaciono con la soledad, con el sufrimiento y la tristeza, así que sale el Sol, no hay oscuridad en las calles, en su caminar. De papel porque son frágiles, hay siempre una determinada incertidumbre.

14) Hace frío por lo que se abrigan bien, abotonando todos los botones.

15 y 16) Desea besarla, se quieren, la quiere.

17 y 18) Significa mirarse fijamente a los ojos de quien se ama y quien te ama. Al mirarse fijamente no les hace falta decirse que se quieren (a pesar de ello se dicen que "te quiero" el uno al otro), se dicen lo que sienten al mirarse.

18 – Puedo ver

Cielos de rocas perdidas que dejas cuando caminas,
soñadoras huellas
que aún están por besar tus deseados caminos
como horizontes en dedos al Sol
que aún no puedo imaginar.

Secas playas en los jardines de invierno
que esperan gotas de rosas
y un Sol al que puedan cantar.
Cabellos perdidos entre mis manos
que hasta el dorado sabe amar.

Más luz comerá las valientes noches
cuando el día no sepa esperar,
respiraciones sincronizadas de las que no puedes escapar
bailes de colores latirán en los verdes
y de la primavera serán sus primeros amores.
Adiós flores, adiós
veré como parten los barcos de fuego
en el viejo mar de sombras.

Autor: JoanCarles Testagorda Garcia, creado el día 31 de marzo de 2014 a las 15:29 en Solsona (25280, en casa de mi abuela materna, donde vivía a los 24 años).

Puedo ver

1) CielosA de rocasB perdidasB que dejasB cuando caminasB,
2) soñadorasB huellasB
3) que aún están por besarC tus deseadosA caminosA
4) como horizontesD en dedosA al Sol
5) que aún no puedo imaginarC.

6) SecasB playasB en los jardinesD de invierno
7) que esperan gotasB de rosasB
8) y un Sol al que puedan cantarC.
9) CabellosA perdidosA entre mis manosA
10) que hasta el dorado sabe amarC.

11) Más luz comerá las valientesD nochesD
12) cuando el día no sepa esperarC,
13) respiracionesD sincronizadasB de las que no puedesD escaparC
14) bailesD de coloresD latirán en los verdesD
15) y de la primavera serán sus primerosA amoresD.
16) AdiósA flores, adiósA
17) veré como parten los barcosA de fuego
18) en el viejo marC de sombrasB.

Es un poema de amor en el que el sujeto todavía no sabe si es un amor correspondido o no. Utilizo mucho el recurso de la rima, el ritmo de lectura es muy bueno.

EXPLICACIÓN DE MI POEMA VERSO A VERSO:

1, 2 y 3) Cielos me refiero a una gran cantidad y que es algo agradable porque sigue las huellas de ella. Además lo utilizo como contraposición de rocas. Él quiere estar con ella, así que intenta estar con ella. Quiere vivir con ella, así que quiere un camino con ella. Por eso en los versos "2 y en 3" escribo soñadoras huellas, porque sueña estar con ella, pues todavía no camina con ella, todavía no tiene una relación con ella.

4 y 5) Con horizonte quiero decir futuro. Represento la imagen de extender la mano hacia arriba, en dirección al Sol y querer tocar el Sol. Está muy lejos, es como inalcanzable. Así se siente por el momento, sueña con ella pero por el momento es inalcanzable por eso aún no puede imaginar su amor.

6 y 7) Utilizo una contraposición, en la que en la playa hay agua, si son secas es que no hay agua. El amor es como el mar, ahora está seco porque todavía es un amor no correspondido. Como en invierno los jardines que esperan las flores, en invierno no hay "jardín" por lo que no hay amor, por lo que esperan agua, esperan gotas, como los jardines esperan las rosas, como unas yemas esperan vestirse con una rosa, como unos labios esperan decir un te quiero.

8) Con el Sol me refiero al amor, a su luz que nos llena de alegría (producimos serotonina con el Sol, lo cual nos hace estar alegres), como cuando llega el amor y estamos felices y alegres. El estado de alegría aquí lo expreso como cantar.

9 y 10) Imagina que le acaricia el pelo y como el Sol se refleja en su pelo, hace que su pelo sea dorado con el Sol.

11 y 12) Al empezar la primavera hay más horas de Sol. La primavera es como el amor, si hay primavera habrá Sol, habrá alegría.

13) Me refiero ha hacer el amor con el que se suspira y se respira de forma sincronizada, se siente la pasión el deseo del que no se puede escapar.

14 y 15) Me refiero a que con la primavera saldrán las flores las cuales serán de colores, no habrá oscuridad por lo que habrá amor y alegría, como en su corazón si ella lo ama. Serán sus primeros amores me refiero a que se querrán como se quiere al primer amor.

16, 17 y 18) En este caso se despide de las flores porque me refiero a todos sus otros amores, se despide porque anochece y no vemos nada. Salvo los barcos de fuego, que son las estrellas que navegan por la oscuridad de la noche. La noche es el viejo mar de sombras.

19- Arena olvidada

En cartas olvidadas de playas secas
lloran versos tallados por tu piel,
hasta el amanecer tenía prisa por besar tu piel.
Labios que perdieron sus espejos
tiemblan cuando se alzan para hacer sentir.

Cayeron los sueños por miedo a vivir sin ti,
lágrimas quemaban las nubes,
hechas de tardes que escribían nuestro porvenir.
Sedientas rosas se ahogarán en los ríos de otras manos.

Desesperados brotarán en infiernos mis cielos de barro
porque saben que ya no nos amamos,
árboles huérfanos pasean descalzos
por muertos caminos
que en su día fueron bosques con las raíces más profundas
que el miedo de un corazón herido.

Se desangraban los colores en su rostro
y se acordaron de decirme que me querían
cuando las lágrimas me miraban.
Mares de sombras eternas sienten como respiro su tristeza,
es tarde ya para caminar.

Con pena caen las horas en mi respirar,
manos viejas e inútiles se sienten
porque ya no te pueden tocar
no sonríen al viento
tu piel las hizo volar
pero la caída las hizo callar.

A media asta navegan los cielos en el mar,
miradas caminan por suelos
que nunca van a terminar,
voces que ya no se pueden abrazar
han dejado de hablar,
todas las palabras han perdido su sentido
porque ya no estás para poderlas amar.

La primavera perdió sus flores
y la tierra ya no entiende de semillas,
ya partieron todas las lunas con sus abrigos de estrellas,
se cayeron los pilares de la alegría
y en el mar se ahogó el puente de mi suave brisa
por los que la felicidad venía.

Jugaban las orillas del destino a amarme
hasta que perdieron la razón
locas de silencios
enfermas por fríos inviernos
por perder tu corazón.

Autor: JoanCarles Testagorda Garcia, creado el día 22 de Mayo de 2014 en Solsona (25280, en casa de mi abuela, donde vivía a los 24 años).

Arena olvidada

1) En cartasA olvidadasA de playasA secasA
2) lloranD versosB talladosB por tu piel,
3) hasta el amanecerC tenía prisa por besarG tu piel.
4) LabiosB que perdieronF sus espejosB
5) tiemblanD cuando se alzanD para hacerC sentirE.

6) CayeronF los sueñosB por miedo a vivirE sin ti,
7) lágrimasA quemabanD las nubesF,
8) hechasA de tardesF que escribíanD nuestro porvenirE.
9) SedientasA rosasA se ahogaránD en los ríosB de otrasA manosB.

10) DesesperadosB brotaránD en infiernosB mis cielosB de barro
11) porque saben que ya no nosB amamosB,
12) árbolesF huérfanosB paseanD descalzosB
13) por muertosB caminosB
14) que en su día fueron bosquesF con las raícesF más profundasA
15) que el miedo de un corazón herido.

16) Se desangrabanD los coloresF en su rostro
17) y se acordaronF de decirme que me queríanD
18) cuando las lágrimasA me mirabanD.
19) MaresF de sombrasA eternasA sienten como respiro su tristeza,
20) es tarde ya para caminarG.

21) Con pena caen las horasA en mi respirarG,
22) manosB viejasA e inútilesF se sientenH
23) porque ya no te puedenH tocarG
24) no sonríenH al viento
25) tu piel las hizo volarG
26) pero la caída las hizo callarG.

27) A media asta naveganD los cielosB en el marG,
28) miradasA caminanD por suelosB
29) que nunca vanD a terminarG,
30) vocesF que ya no se puedenH abrazarG
31) han dejado de hablarG,
32) todasA las palabrasA han perdidoK su sentidoK
33) porque ya no estásA para poderlasA amarG.

34) La primavera perdióJ sus floresF
35) y la tierra ya no entiende de semillasA,
36) ya partieronF todasA las lunasA con sus abrigosB de estrellasA,
37) se cayeronF los pilaresF de la alegríaI
38) y en el marG se ahogóJ el puente de mi suave brisa
39) por los que la felicidad veníaI.

40) JugabanD las orillasA del destino a amarme
41) hasta que perdieronF la razónF
42) locasA de silenciosB
43) enfermasA por fríosB inviernosB
44) por perder tu corazónF.

Es un poema de separación amorosa, de desamor.

EXPLICACIÓN DE MI POEMA VERSO A VERSO:

1 y 2) Como ya expliqué en el poema anterior, el mar es como amor. Por lo que si las playas están secas no hay amor. El sujeto le escribió cartas a la chica de la que se separó. Llora al leerlas, lloran los versos, los recita para él mismo. Tallados por tu piel significa que eran versos que le escribió a ella, como cincelar una estatua con una modelo.

3) Enmarco la acción en el amanecer, él recuerda como el Sol salía y con su luz la acariciaba a ella.

4 y 5) Los espejos son lo ojos normalmente pero en este caso me refiero a los labios de ella. Si los labios pierden los espejos quiero decir ya no besa con sus labios los labios de ella. Ahora como no está con ella, le tiemblan los labios al intentar recitar los versos de las cartas. Como cuando se llora de tristeza y los labios tiemblan.

6 y 7) Como el amor no es correspondido, ahora no tiene esperanza de encontrar un nuevo amor, de modo que no sueña con estar con nadie ya. Así que está abatido, llora. Como los ojos son de color cielo, expreso que las lágrimas son como la lluvia que consume (como el fuego) las nubes porque las nubes pierden su agua. Así lágrima a lágrima la olvida.

8) Como pensaba que iban a estar toda la vida juntos, son nubes (recuerdos) que escribían lo que tenía que vivir con ella.

9) Hago la contraposición de sedientas con ahogarán. Regalar una rosa es como decir "te quiero", así que la ansiedad antes de decir "te quiero" y de satisfacer el deseo de amar de forma consciente y correspondida, no lo vivirá. Porque ella no lo ha correspondido, se han separado. Por tanto el sujeto le regalará la rosa a otra persona cuando decida amar de nuevo.

10 y 11) El cielo es el amor. El amor es de barro porque lo construían, lo moldeaban con la chica que amaba con cada caricia, con cada beso, con cada "te quiero"… El amor se cuida, se moldea. Brotarán es como nacer, estar. Así que su amor por ello está en el infierno, en el sufrimiento porque ya no se aman.

12, 13, 14 y 15) Con sus raíces los árboles pueden arraigarse unos con otros, se unen entre ellos y se arraigan fuertemente al suelo con sus raíces. Es como dos personas que se unen se arraigan una con la otra y se arraigan al suelo que es al amor en este caso y el miedo. Los árboles son huérfanos porque no se arraigan a otros árboles, como dos personas que ya no se arraigan porque se separaron. Hago el contrasentido de que estos árboles caminan porque los árboles están generalmente quietos pues lo utilizo como metáfora de que pasean, caminan como una persona que vive, que hace camino al vivir. Pero expreso descalzos porque al caminar descalzos (como un árbol cortado como cortar una relación) podemos dañarnos los pies. Lo cual es árbol, una persona que está sola y que por eso sufre. Utilizo muertos caminos porque es un camino que ya no puede tomar porque su relación de amor ya no es posible. En el verso "14" expreso que su amor era muy profundo como unas raíces que fuertemente se arraigan al suelo, y que este amor ahora es proporcionalmente transformado en dolor, en miedo de no estar con la persona. En neurociencia es como que se crea una expectativa y cuanto más deseamos el objetivo, esa expectativa, sino lo conseguimos mayor será la frustración y el dolor que nos pueda producir no conseguir el objetivo. Esto lo aplico a que mayor es el deseo de amor con una persona y más creemos que estaremos con la persona, y mayor puede ser el sufrimiento. Expectativa y deseo. Si deseamos mucho ha alguien pero no creemos que podemos estar con esa persona, entonces no sufrimos tanto porque no creamos la expectativa. No nos ilusionamos.

16, 17 y 18) Se le oscurecía el rostro, porque los colores se iban de su rostro como la sangre se va de un corazón que se desangra. Cuando el amor se va, se va la luz y queda la tristeza porque sabe que la quería, como se aprecia la luz cuando todo son sombras. En el verso "17" utilizo una frase reflexiva con el antropomorfismo de las lágrimas. Es decir, las lágrimas se miran a sí mismas (esto es una frase reflexiva), lo que quiero expresar es que como se encuentra triste y llorando por ella, sabe que la quiere, ve como de tristeza está por no estar con ella.

19) Con mares de sombras eternas, me refiero a una profunda tristeza, sentimientos negativos, es lo que respira, respirar nos permite vivir, nos da la vista a cada instante, así que respirar lo utilizo como vivir. Lo que respira, lo que vive es una profunda tristeza.

20) Ahora es tarde para vivir, para sentirse bien porque anochece, pues ya no están juntos, ya no caminan juntos, se cubre de oscuridad.

21) Lo que respira es tristeza, pasa el tiempo estando triste.

22 y 23) En el verso "23" soy menos sutil, esto refuerza mi expresión ya que es más directa. Lo que sienten sus manos es lo que él siente (es un antropomorfismo) así que como ya no puede acariciar a su amada, entonces sus manos ya no le sirven para nada, no le dan placer.

24, 25 y 26) Me refiero a que no se mueven, como un pájaro que aprovecha el viento para moverse. Así que si movían por el cielo como un pájaro es porque la acariciaban a ella, acariciaban su piel. Pero al separarse se callaron, ya no se mueven para acariciar.

27, 28 y 29) Cuando las banderas se ponen a media asta es porque alguien a muerto, en señal de duelo. Como su amor que se murió, sus ojos que son el cielo porque son azules como el cielo, ahora sin el amor de ella los ojos navegan a media hasta. En el "mar y navegan" es porque simbolizo los ojos de ella como el mar porque son azules, navegar en sus ojos es mirarlos. Como ya no está con ella, no puede mirarla y se siente triste, entonces sus ojos miran al suelo, por lo que caminan por el suelo, solo miran el suelo. Nunca van a terminar es porque hasta que su tristeza no finalice no levantará sus ojos del suelo, así que seguirán caminando por el suelo sin fin, sin olvido.

30, 31, 32 y 33) Me refiero a hablar con ella, sus voces ya no intercambiarán más palabras, ya no se acariciarán el oído con bellas palabras.

34 y 35) La primavera es el amor, las flores son los gestos y actos de amor, como acariciarse, mirarse, hacer el amor, la calidez de vivir con quien se quiere.
Sino hay semillas en la tierra, nada crece, así que no hay ni primavera ni gestos de amor con los que alumbrar su oscuro corazón.

36) Se fue el amor, como las noches de amor, en las que más intensas brillaban las estrellas y la luna.

37) El amor sostiene a la alegría, sino hay amor la alegría se derrumba. El amor se construye con respeto, admiración, afectividad, alegría etc. Así que como se fue el amor ya no es feliz, se fue la alegría (siente tristeza por lo que el nivel de serotonina, oxitocina, dopamina etc. es bajo en algunas partes del cerebro).

38 y 39) La suave brisa produce calidez, la brisa en sí no puede sumergirse, con la brisa quiero expresar el hecho de poder volar, las miradas de complicidad con ella, el mar son sus ojos. Así que como se separaron sus ojos no navegan en los de ella, se ahogaron, como el puente es el "medio" por el que él tenía esperanza porque sabía que ella lo quería.

40) El tiempo es como el mar, si él es como un barco y la orilla es lo que vemos, es hacia donde va el barco a posarse como un pájaro posa sus alas en su nido, entonces la orilla es como el horizonte, su destino, es como el futuro, lo que le espera. Por tanto antes veía que ella lo quería y que estarían siempre juntos por eso lo amaba el destino pues era algo bueno para él. Pero el tiempo es caprichoso como un niño pequeño que juega con sus juguetes, puede cansarse de jugar, puede perder su inocencia, y con ello las cosas cambian como el amor puede cambiar si no lo cuidamos.

41, 42, 43 y 44) El futuro es incierto, es por tanto loco, así que el futuro perdió la razón porque ahora está lleno de silencio, de invierno (el frío es la soledad), es decir de tristeza y de olvido porque ahora ella ya no quiere estar él.

20 – Esclavos por amor

Laberintos de cielos
que aunque parpadean no me dejan
cantares que besan duermen en páginas
y si no estás me aman más de lo que me amo.

Recuerdo enfermo, celoso
latidos que respiraban juntos
sin prisa
ya no eran libres de libertad
como olas corriendo por el trigo eran libres
libres se sentían
como gotas en el mar,
libres de finales
libres de sed de alas
y de jaulas de cristales.

Somos espejos que se miran
luz anclada en la orilla
soles de seda
versos que no necesitan rima,
somos olivos en picos
locura atada a la libertad,
somos tiempo
tiempo que tarda en llegar
tiempo que nunca nos puede faltar.

Autor: JoanCarles Testagorda Garcia, creado el día 6 de Junio de 2014 a las 17:08 en Solsona (25280, en el apartamento de mi abuela materna, donde vivía a los 24 años).

Esclavos por amor

1) LaberintosA de cielosA
2) que aunque parpadeanB no me dejanB
3) cantaresC que besanB duermen en páginasD
4) y si no estásD me amanB másD de lo que me amo.

5) Recuerdo enfermo, celoso
6) latidosA que respirabanB juntosA
7) sin prisa
8) ya no eranB libresC de libertad
9) como olasD corriendo por el trigo eranB libresC
10) libresC se sentíanB
11) como gotasD en el marE,
12) libresC de finalesC
13) libresC de sed de alasD
14) y de jaulasD de cristalesC.

15) SomosA espejosA que se miranB
16) luz anclada en la orilla
17) solesC de seda
18) versosA que no necesitanB rima,
19) somosA olivosA en picosA
20) locura atada a la libertad,
21) somosA tiempo
22) tiempo que tarda en llegarE
23) tiempo que nunca nosA puede faltarE.

Es un poema de amor correspondido. El amor es atarse al otro, es hacer compromisos, es sufrir si el otro sufre, por empatía. En la soltería o libertad, solamente debes de preocuparte de ti mismo. No somos libres al amar pero es un acto de libertad elegir a quien queremos atarnos, así que nos sentimos libres porque libremente elegimos amar a quien amamos. Se puede observar que el poema tiene un buen ritmo.

EXPLICACIÓN DE MI POEMA VERSO A VERSO:

1) Los cielos me refiero al color de los ojos de la chica. Estar en un laberinto es como estar perdido, es estar atrapado, como unos ojos que te atrapan, te cautivan, sientes un fuerte deseo de no apartar la mirada de querer observar y admirar, de vivir en ellos y a través de ellos. Son unos ojos que te apresan con su verdad, y la verdad es que son muy bellos. De verdad te enamoran con su verdad.

2) Como son ojos que te cautivan, a pesar de cerrar tus ojos sigues viéndolos en tu mente. Como algo imaginario pero que sucede de verdad.

3 y 4) Me refiero a que el sujeto le escribe versos, poemas, (son los cantares que besan porque le dicen te quiero) en una hoja de papel. (Duermen es lo escrito, lo que reposa en el papel). Y si no está con ella, son como recuerdos que recuerda, piensa siempre en ella en sus recuerdos de ella, por lo que se descuida a sí mismo, no se ama a sí mismo.

5) Cuando no está con ella siempre piensa en ella, en lo que ha vivido con ella que son sus recuerdos, siente celos de sí mismo de cuando vive esos momentos con ella. Enfermo en este caso es sin cesar.

6, 7) Recuerda lo que vive con ella, los latidos que respiran juntos es cuando uno está encima del otro y simboliza el hecho de estar con ella, ella suspira por él y él suspira ella, viven el uno para el otro. Sin prisa porque como están juntos, el deseo se cumple, no hay ansiedad.

8) No son libres porque se esclavizan el uno al otro, si uno sufre el otro sufre también, si uno se alegra el otro se alegra también.

9) Este verso lo escribí porque des del apartamento de mi abuela se ven campos de trigo y en estos campos de trigo se podían ver las olas de viento corriendo por el trigo (en junio2014 cuando vivía con mi abuela materna, mi otra abuela (que descanse en paz porque ya falleció en 2021) vivía en una casa de campo). Estas olas de viento son libres como el aire pero en verdad están atadas, esclavizadas a los cambios de temperatura que producen las corrientes de aire, pues sin este cambio de temperatura no hay olas de viento.

10 y 11) Las gotas del mar se mueven solamente porque las otras gotas las empujan. Pero también me refiero a que es como las lágrimas de felicidad (gotas) que brotan de unos ojos, y los ojos son el mar.

12 y 13) El amor te hace volar, así que la sed de alas es el deseo de volar, de vivir el amor. Al estar con la chica amada ya no siente esa fuerte ansiedad de encontrar ha alguien a quien amar.

14) Las jaulas de cristales me refiero a los ojos pero también me refiero a que nos atamos sin saber que nos estamos atando. En este caso se ata a ella porque quiere, libremente, así que sabe que se ata a ella.

15) Los espejos me refiero a los ojos, el sujeto se refleja en los ojos de ella y ella se refleja en los ojos de él. También me refiero a que lo harán todo juntos, hay una simetría, como la imagen en un espejo, cuando te cases ella se casa contigo, cuando tienes hijos ella tiene hijos contigo etc.

16) Me refiero a como los barcos que siguen la luz en un faro, él emite su luz, su amor hacia ella para que ella vaya hacia él, y ella emite su luz, su amor para que él sepa ir hacia ella.

17) El Sol que con su luz que no quema se posa en nuestra piel como una prenda de seda. El Sol puede quemar y estresar por lo que son Soles de seda que no queman y no estresan, todo lo contrario.

18) Los versos que riman son versos aparejados por lo que como ellos están juntos, ya riman, no necesitan otras rimas.

19) El olivo en un pico de pájaro simboliza la paz, el estar juntos esto calma su ansiedad de buscar el amor pues ya lo encontraron.

20) Me refiero a que cuando se ama, se ama de forma irracional porque se esclaviza ha alguien sabiendo que sufrirá y ha pesar de ello lo hace porque lo que le hace sentir la otra persona es mejor y hace el sufrimiento soportable.

21, 22 y 23) Me refiero a que como están el uno con el otro ahora su vida tiene sentido, el tiempo tarda en llegar cuando no están juntos pero no quieren que pase el tiempo cuando están juntos.

21 - Colores

Hipócritas castaños cabalgan en tormentas de viento
y se pierden los besos de tu cuello.
Queman noches y sonrojándose
azules marinos que en horizontes cayeron al olvido.
Alas azules abrigan cantares blancos
blancos que parten de tierras lejanas donde nada abriga la piel.
Queridas negras sombras calman labios con sabor a miel
hasta que vuelve el amarillo a la ventana,
la aguja del tiempo enfila la vida
y borda otro día
dónde otra vez los silencios esperan negros puros en la misma silla,
por donde ven pasar ocres y lilas.
El verde protege palabras del silencio eterno
quiere sus caminos, cuando están lejos de invierno.
Carmín vuelve a pintar mi cielo
si no vuelves verás el agua morir de sed
en las orillas de tu camino.
Amaré dorados y amarillos por igual
y cuando sólo quede una viuda canción
amaré los tenues trocitos de cristal.

Autor: JoanCarles Testagorda Garcia, creado entre mayo2014 a Octubre 2014 en Solsona (25280 en casa de mi abuela materna, donde yo vivía a los 24 años).

Colores

1) Hipócritas castaños cabalgan en tormentas de viento
2) y se pierden los besos de tu cuello.
3) Queman noches y sonrojándose
4) azules marinos que en horizontes cayeron al olvido.
5) Alas azules abrigan cantares blancos
6) blancos que parten de tierras lejanas donde nada abriga la piel.
7) Queridas negras sombras calman labios con sabor a miel

9) la aguja del tiempo enfila la vida
10) y borda otro día
11) dónde otra vez los silencios esperan negros puros en la misma silla,
12) por donde ven pasar ocres y lilas.
13) El verde protege palabras del silencio eterno
14) quiere sus caminos, cuando están lejos de invierno.
15) Carmín vuelve a pintar mi cielo
16) si no vuelves verás el agua morir de sed
17) en las orillas de tu camino.

19) y cuando sólo quede una viuda canción
20) amaré los tenues trocitos de cristal.

Es un poema que tiene poco ritmo, muy poca rima tanto interna como externa. Mi idea fue de crear un verso que representa un color o cosas que representan un color. Hago alusión a los colores castaño, azul, azul marino, blanco, negro, amarillo, ocre, lila, verde, carmín y dorado. En la versión en color de libro, se pueden ver los versos de diferente color.

EXPLICACIÓN DE MI POEMA VERSO A VERSO:

1 y 2) Me refiero a los cabellos, hipócritas me refiero a que con los cambios de luz, por ejemplo con los rayos del Sol, el color del pelo cambia y que también con el viento cambian su forma, se despeinan. Cabalgan con el viento me refiero a que los cabellos se levantan con el viento, al levantarse ya no toca el cuello, ya no besa el cuello. El besar el cuello es una sensación agradable.

3) Se hace de día por lo que la noche se consume. Al amanecer el Sol es de color rojizo como cuando te besan el cuello y te gusta.

4) Como amanece el azul marino de la noche vieja deja paso al color rojizo del amanecer. En el horizonte en el opuesto a por donde sale el Sol todavía queda un poco de ese color azul marino de la noche.

5) Con lo de alas azules me refiero al cielo y los cantares blancos son las nubes.

6) Me refiero a que las nubes vienen de lugares donde hace más calor.

7, 8, 9 y10) En la noche me refiero las personas que por la noche hacían el amor, por lo que se calmaba el deseo de amar, pero después salió el Sol que con su luz los acariciaba por la ventana. Con el amarillo me refiero al Sol, por lo que nace otro día. También me refiero a que con Sol salen algunos animales y que el Sol permite la vida.

11) El silencio me refiero a la muerte, y en una silla es una persona mayor que espera morir. El negro puro es la muerte. Hago la contraposición entre vida y muerte pues en el verso "9" menciono la vida que es representada por todos los seres vivos.

12) Pasar ocres y lilas me refiero a las flores. La imagen es una persona mayor en una silla de ruedas y que mira por la ventana. Debajo de su ventana hay flores, y que al pasar las estaciones los colores de las flores cambian con los cambios de estación.

13 y 14) El verde son las plantas, es la vida. Como existen las plantas hay otras formas de vida, así que las plantas nos protegen de la muerte, nos protegen del silencio eterno. Quiere sus caminos me refiero a la vegetación que hay en los costados de los caminos. También me refiero a que el verde que es la primavera es el amor, es la demostración de amor como las miradas caricias, besos etc. así el amor nos protege de una existencia vacía. Hay personas que han conseguido grandes cosas en la vida, han podido tener una satisfacción personal, y al llegar a su objetivo, algunos se dan cuenta de que han perdido cosas que querían y que ahora no pueden tener. Por ejemplo cuando algunos padres trabajan siempre a todas horas y nunca están con sus hijos, cuando se jubilan se dan cuenta de que no tienen una buena relación paterno-filial y ven como se esforzaron por algo que después nunca aprovecharon.

15, 16 y 17) Me refiero al carmín de los labios, lo que pide son besos, clama amor. Pintar el cielo es el placer de besar a quien se ama. También me refiero a la lluvia de nubes que con sus lágrimas besa la dócil tierra que la clama. El agua es la vida, sino llueve, de sed morirá la vida.

18, 19 y 20) El color del cielo cambia con el pasar del Sol por el cielo, el cambio de tonalidad es necesario para todos los tipos de vida, todos amamos el Sol porque todos lo necesitamos. Pero el Sol se pone y también necesitamos la noche, así que la noche como una viuda que ya no tiene amor, se viste de negro, de luto por perder su amor. Es una canción porque es algo que se repite siempre, siempre es la misma canción. Pero por la noche hay la luna y las estrellas que también la necesitamos, también la amamos. Las estrellas son los tenues trocitos de cristal.

22 – Huellas de viento

El frío talla piedras de fuego
y ellas caminan a tus pies
cada huella es una herida.

Todo está vencido
ya no queda nada por ganar,
desgraciado corazón de latido tímido
ya el faro de la felicidad se hundió en el mar.

Miedos que usan labios,
mano muda que sólo halla cicatrices,
ya no existe calor, sólo queman inviernos
sólo huele frías lágrimas esta sombría nariz.

Eterno cae el silencio
ya no se precipitan versos en esta luna ya gris
y el viento solo roza las lágrimas
cansado llega el rostro a los días, hambriento y débil fallece en tristes noches.

El dolor se mancha de sangre las manos
aún recuerdo cuando los demás me parecían humanos
los amaneceres se fueron a cada brisa
las notas ya no están alegres, ya no tienen prisa.

En acantilados perece el mar
olas,
una, otra, y otra, y otra y otra…
como las veces que me dijiste te quiero,
todas se fueron, hasta la roca chocar.

Autor: JoanCarles Testagorda Garcia, creado entre Primavera 2014 a Otoño 2014 en Solsona (25280 en casa de mi abuela materna, a los 24 años).

Huellas de viento

1) El frío tallaG piedrasA de fuego
2) y ellasA caminan a tus pies
3) cada huellaG es una herida.

4) Todo está vencidoC
5) ya no queda nada por ganarB,
6) desgraciado corazón de latidoC tímido
7) ya el faro de la felicidad se hundió en el marB.

8) MiedosD que usan labiosD
9) mano muda que sólo halla cicatrices,
10) ya no existe calor, sólo queman inviernosD
11) sólo huele fríasA lágrimasA esta sombría nariz.

12) Eterno cae el silencio
13) ya no se precipitan versosD en esta luna ya gris
14) y el viento solo roza las lágrimasA
15) cansado llega el rostro a los díasA? hambriento y débil fallece en tristesE nochesE.

16) El dolor se mancha de sangre las manosD
17) aún recuerdo cuando los demás me parecían humanosD
18) los amaneceresE se fueron a cada brisaF
19) las notas ya no están alegresE, ya no tienen prisaF.

20) En acantilados perece el marB
21) olasA,
22) una, otra, y otra, y otra y otra…
23) como las veces que me dijiste te quiero,
24) todasA se fueron, hasta la roca chocarB.

Es un poema en el que el sujeto sufre un total abatimiento, una realidad oscura, una situación muy difícil, de traición, de maldad e injusticia social. Aunque en algunas estrofas hay bastantes rimas no tiene un gran ritmo en todas las estrofas.

EXPLICACIÓN DE MI POEMA VERSO A VERSO:

1, 2 y 3) El frío es la soledad y el sufrimiento. Caminar es vivir, por lo que cada huella es un paso, camina por piedras de fuego, las cuales están hechas de sufrimiento, talladas por la soledad. Así el sujeto siente dolor, pena, soledad, sufrimiento.

4 y 5) Como sufre y sufre por desamor, la persona no tiene esperanza.

6) Cuando no se quiere no hay amor en el corazón, por eso su latido es tímido, no se acelera con el nerviosismo de acariciar, ver, besar a quien se ama.

7) Como un barco que no sabe donde ir, no tiene amor, el faro que lo guiaría a tierra, al amor, desapareció, se hundió en el mar de sufrimiento.

8) Como siente desamor, su nivel de oxitocina es bajo por lo que se relaciona menos con las personas, habla menos y sus conversaciones no le aportan satisfacción.

9) Con mano muda quiero decir a una mano que no se comunica, que no toca una piel que ama. Solo halla cicatrices porque la persona está deprimida.

10) El calor es la afección, el frío de la soledad, el frío de invierno lo quema, lo consume en su pena.

11) Me refiero a la escena en que el sujeto llora, sus lágrimas bajan por sus mejillas y por su nariz, así que su nariz no siente el perfume de ella, no siente su ser, solamente sus lágrimas.

12) La pena es larga, el olvido es difícil.

13) Como antes hacían el amor abrigados por la luz de la luna, ahora la luna es gris, ya no los ilumina, ya no ilumina su amor. Con precipitar "versos" me refiero a las demostraciones de amor como las caricias, ya no llueven caricias en su piel, en su piel solamente se baña la soledad.

14) Me refiero a la sensación de cuando de llora y con una ligera brisa de aire aún sentimos en nuestras mejillas las lágrimas que todavía no hemos secado.

15) Hambriento de amor, de ganas de vivir, por lo que su rostro mira hacia el suelo, muerto, como un girasol sin Sol.

16 y 17) Hay personas que le hacen daño con sus comentarios poco empáticos, en algunas veces le hacen daño expresamente, por lo que esas personas tienen las manos manchadas de sangre, provocan sufrimiento a personas ajenas. Por este motivo están deshumanizados.

18 y 19) Los amaneceres me refiero a la luz del Sol, ahora solamente hay oscuridad, soledad. El amanecer representa el renacer, otra oportunidad, se fueron las oportunidades con el pasar de los días. Las notas son los estados de ánimo, su sentir, el ritmo de su corazón no se acelera por besarla, por que se encuentran.

20, 21, 22, 23 y 24) La metáfora que hago es como un amor que ya no avanza más, un amor que no llega a producirse debido a la separación. Ahora las veces que antes ella le dijo “te quiero” le duelen, ahora no tienen sentido ya, pues son como un amor que ahora ya no nos complace como así lo hizo. Las olas son como los recuerdos, estos vuelven, él sufre debido a los recuerdos que tiene de ella, de cuando ella le decía que lo quería.

23- Yaya Felicidad

Brillan
como noches blancas,
sueñan que habrá mares por navegar,
tranquilos
como aire al respirar,
bondadosos
como tierra sin mar,
alegres
como canciones que me van a acompañar,
cariñosos
como besos al acostarse,
intrigantes
como silencios jóvenes en tierras de palabras
que aún están por conquistar
cálidos
como soles de seda
y alboradas para desayunar,
frágiles
como estrellas que se van al soplar
sencillos
como recuerdos de felicidad,
azules,
como recuerdos que nunca voy a olvidar.

Autor: JoanCarles Testagorda Garcia, creado el día 2 de Septiembre de 2014 en Solsona (25280 en casa de mi abuela materna, donde vivía a los 24 años).

Yaya Felicidad

1) BrillanA
2) como nochesB blancas,
3) sueñanA que habrá maresB por navegarC,
4) tranquilosD
5) como aire al respirarC,
6) bondadososD
7) como tierra sin marC,
8) alegresB
9) como cancionesB que me van a acompañarC,
10) cariñososD
11) como besosD al acostarse,
12) intrigantesB
13) como silenciosD jóvenesB en tierrasE de palabrasE
14) que aún están por conquistarC
15) cálidosD
16) como solesB de seda
17) y alboradasE para desayunarC,
18) frágilesB
19) como estrellasE que se van al soplarC
20) sencillosD
21) como recuerdosD de felicidad,
22) azulesB,
23) como recuerdosD que nunca voy a olvidarC.

Es un poema que creé para regalárselo a mi bisabuela la cual se llama Felicidad (que en paz descanse). Hice un poema de sus ojos porque me dijeron que mis ojos se parecen a los de mi bisabuela Felicidad. De hecho ni mis padres, ni mi hermano, ni mi hermana ni mis primos ni mi tíos tienen los ojos azules.

EXPLICACIÓN DE MI POEMA VERSO A VERSO:

1 y 2) En todo el poema hago referencia a sus ojos. Brillan sus ojos como una noche en la que hay muchas estrellas y una luna que ilumina el cielo.

3) Me refiero al color de sus ojos y personifico los ojos (uso un antropomorfismo) en el que sus ojos sueñan. Me refiero de forma afectuosa (no

romántica) al hecho de mirarla estar hablando con ella y sentir la calidez que ella me transmitía con su ser.

4 y 5) me refiero a que miraba con su tranquilidad con confianza, como cuando se inspira profundamente para tranquilizarse lo cual reduce el estrés y la ansiedad.

6 y 7) Ella siempre me trató muy bien, era muy bondadosa conmigo. Con tierra sin mar me refiero a que el mar esculpe la piedra con la brutalidad de sus olas, así que si no hay olas hay bondad.

8 y 9) Ella era una persona muy alegre, cuando estaba conmigo algunos días cantaba canciones.

10 y 11) Era una persona muy cariñosa conmigo, muy demostrativa. Algunos días de 2014 y 2015 (al vivir con mi abuela) arropaba a mi bisabuela en la cama y le daba un beso en la frente, de buenas noches.

12, 13 y 14) A veces utilizaba palabras que ya no se dicen, como con doble sentido, lo cual me pareció intrigante. El sabio en general es el anciano, es el que habla y el joven es el que escucha, por eso los silencios son jóvenes. Están por conquistar porque son palabras que no conozco.

15, 16 y 17) Sus ojos eran muy claros y transmitían calidez, como un Sol de seda que es un Sol que no quema pero que nos transmite su calidez, como el Sol del alba en verano.

18 y 19) En 2014 que es cuando escribí este poema (tenía 24 años) mi bisabuela ya tenía más de 90 años, con lo que expreso el paso del tiempo, la fragilidad de la vida, como cuando el tiempo nos abate y vemos que la vida es una mentira que el tiempo desvela con su verdad. Porque pasamos más tiempo muertos que vivos. Aunque vivamos más de 100 años, estaremos muertos más de 1000años. (Sin contar ir al cielo, yo creo en Dios y creo que existe el paraíso).

20 y 22) Ella era sencilla, como un recuerdo que nos hace feliz.

22 y 23) Como sus ojos, a mi bisabuela nunca la voy a olvidar.

24 – Calles de sombras

Pieles de asfalto
luces de ciudad sin faros en el mar
mercaderes de salud
sombras sin dueño
con odio bajo el cielo
infierno sobre la tierra
que crece entre hielo
y sus desnudos corazones por el suelo.

Autor: JoanCarles Testagorda Garcia, creado el día 2 de Septiembre de 2014 a las 1:39am en Solsona (25280 en casa de mi abuela materna, a los 24 años).

Calles de sombras

1) PielesA de asfalto
2) lucesA de ciudad sin faros en el mar
3) mercaderesA de salud
4) sombras sin dueño
5) con odio bajo el cieloB
6) infierno sobre la tierra
7) que crece entre hieloB
8) y sus desnudos corazonesA por el sueloB.

Es una octavilla, es un poema de 8 versos. El día 2-9-2014 escribí muchos poemas, escribí muchas octavillas. En este poema expresé la situación precaria en la que se encuentran muchas personas que viven sobretodo en las grandes ciudades (En donde yo vivía en España, el Pi de Sant Just y en Solsona, son lugares de menos de diez mil habitantes, pequeños pueblos).

EXPLICACIÓN DE MI POEMA VERSO A VERSO:

1) Con pieles de asfalto me refiero a las personas que viven en la ciudad.

2) Las luces de ciudad, son personas que no tienen esperanza, no tienen faros, no tienen quien los guíe por el buen camino, están perdidos entre tanta gente. Muchos jóvenes no tienen figuras que tengan buenos valores

3) Me refiero a que en las ciudades muchas de las situaciones que se toman no tienen en cuenta la salud de las personas, sobretodo de las personas más desfavorables. Por ejemplo se construyen muchos edificios que tapan a otros edificios. Los beneficios de la luz en el organismo son importantes. También me refiero que en las ciudades todo es caro (al aplicarse la estúpida ley de la oferta y la demanda y al no bloquear los precios, se enriquecen pocos y muchos lo pagan también con su salud). También me refiero a otros aspectos que dañan a la salud como la contaminación, algunas calles son insalubres etc.

4) Me refiero a que en la ciudad hay personas que se quedan sin casa o que sufren grandes problemas, son como sombras sin dueño, nadie hace nada por ellos. También me refiero a que son personas poco libres, ni su sombra les pertenece, nadie hace nada por ellos.

5) Hay mucha falta de empatía, incluso en algunos casos los pobres odian a los ricos y los ricos a los pobres. Es patético.

6 y 7) Me refiero al sufrimiento, que crece en la indiferencia, en la falta de empatía.

8) Es falta de empatía, me refiero a las personas que viven en la calle que están por el suelo, como los mendigos que se ponen en el suelo para pedir limosna. No creo que deban de pedir pues no crea que esa sea la solución a la pobreza, pero me refiero a la poca ayuda que a veces se les ofrece.

25 – Sonrisas de Otoño

Pieles acompañadas
en lunas sin terrazas,
hay sonrisas y lágrimas.
hay huellas de hoja por caminos que se sonrojan,
caricias tardías se hacen cercanas
con sedientos labios en mañanas frías
harán de nosotros tiempo sin cenizas.

Autor: JoanCarles Testagorda Garcia, creado el día 2 de Septiembre de 2014 a las 2:40am en Solsona (25280 en casa de mi abuela materna, a los 24 años).

Sonrisas de Otoño

1) Pieles acompañadasA
2) en lunasA sin terrazasA,
3) hay sonrisasA y lágrimasA.
4) hay huellasA de hoja por caminosB que se sonrojan,
5) cariciasA tardíass se hacen cercanasA
6) con sedientosB labiosB en mañanasA fríasA
7) harán de nosotrosB
8) tiempo sin cenizasA.

Es un poema paisajista con un buen ritmo. Describo un poco la estación de Otoño.

EXPLICACIÓN DE MI POEMA VERSO A VERSO:

1) Significa que ya nos empezamos a poner el abrigo.

2) Por la noche hace frío, por lo que no es como en verano en el que las personas salen por la noche a tomar algo en las terrazas de los bares.

3) Me refiero a que todavía hace calor por el mediodía pero que hace frío por la noche. También me refiero a que hay lágrimas con que algunos días llueve, las sonrisas es cuando hace Sol, aumenta la serotonina las personas están más alegres.

4) Las hojas caen al suelo, las pisamos, enrojecen en el Otoño y caen.

5) Me refiero al Sol el cual está más cerca en Otoño que en verano, pero debido a la inclinación de la tierra a pesar de estar más cerca calienta menos, debido a que cambia el rozamiento de la luz con la inclinación. Por tanto la Tierra está más cerca del Sol pero la intensidad de la luz (su frecuencia) es menor lo cual hace que la luz nos acaricie como si estuviera más lejos, calentando menos.

6) Me refiero a que en Otoño empieza ha hacer niebla y el rocío de la mañana que son como lágrimas pero a pesar de esta agua que hay en la atmósfera las hojas caen como si estuvieran sedientas de Sol, pues el invierno se acerca.

7 y 8) Como el Sol no quema, no consume la vida, a pesar de ello el tiempo pasa porque el tiempo se consume como un viejo tronco en una hoguera.

26 - Amor

Mis dedos tallando tu figura
así empieza mi locura,
veo labios que lento laten en tu piel como suaves corazones
silencios que se recuerdan
y miradas lentas que respiran sueños.
Los ojos son viejas cartas
con sonrisas como postal
y el Sol nunca se volvió a enamorar.

Autor: JoanCarles Testagorda Garcia, creado el día 2 de Septiembre de 2014 a las 3:41am en Solsona (25280 en casa de mi abuela materna, (a los 24 años).

Amor

1) Mis dedosB tallando tu figuraA
2) así empieza mi locuraA,
3) veo labiosB que lento laten en tu piel como suavesE corazonesE
4) silenciosB que se recuerdanD
5) y miradasC lentasC que respiranD sueñosB.
6) Los ojosB son viejasC cartasC
7) con sonrisasC como postal
8) y el Sol nunca se volvió a enamorar.

Es otra octavilla y es un poema de amor correspondido. No tiene mucho ritmo.

EXPLICACIÓN DE MI POEMA VERSO A VERSO:

1) El sujeto acaricia la chica.

2) Me refiero a un fuerte deseo de anhelo.

3) La besa por el cuerpo, como suaves corazones me refiero con ternura. Es una como textura que relacionamos con algo agradable, tranquilo.

4) Al hacer el amor generalmente no se dice nada (o pocas palabras y sonidos que no son palabras), pero recuerda bien estos momentos.

5, 6 y 7) Se miran fijamente, con complicidad y pasión, por lo que se desean, se sueñan el uno al otro y esto es algo que puede percibirse en sus ojos. Los ojos expresan este deseo como con versos en cartas viejas expresamos lo que sentimos. Con sonrisas porque son recuerdos felices, emociones positivas.

8) Cuando estamos con quien queremos estar ya no sentimos la necesidad de estar con nadie más, así que no nos volvemos a enamorar.

27 - Viajar

Caminos que chillan en tus pies
con ojos que te hacen crecer,
cielos atados en el mar
diferentes estrellas te enseñan a llorar,
cambios de paladar
egos y flores
gente y recuerdos
en marcos que ocupan más lugar
y de ti me he vuelto a enamorar.

Autor: JoanCarles Testagorda Garcia, creado el día 2 de Septiembre de 2014 a las 4:42am en Solsona (25280 en casa de mi abuela materna) (a los 24 años).

Viajar

1) CaminosA que chillanD en tus piesB
2)con ojosA que te hacen crecer,
3) cielosA atadosA en el marC
4) diferentesB estrellas te enseñanD a llorarC,
5) cambiosA de paladarC
6) egosA y floresB
7) gente y recuerdosA
8) en marcosA que ocupanD más lugarC
9) y de ti me he vuelto a enamorarC.

Es un poema en el que expongo objetos, vivencias relacionadas con viajar, como ya indico en el título, salvo el primer verso los demás tienen un buen ritmo.

EXPLICACIÓN DE MI POEMA VERSO A VERSO:

1) Es el hecho de visitar diferentes lugares, chillan porque nos llaman la atención.

2) Al ver, observar diferentes paisajes, monumentos, museos, ver otras culturas, otras sociedades, y al hablar con personas de otros lugares se aprenden muchas cosas, se entienden los valores universales.

3) Me refiero a que en el horizonte el mar se une con el cielo cuando se viaja se va lejos, donde el mar se une al cielo. De forma más sutil me refiero a que él con sus ojos azules, mira fijamente a lo ojos de la chica que también tiene los ojos azules.

4) Al ir lejos, se conocen otras personas, otras sociedades, comprendes la pobreza en otros lugares. También de forma más sutil, me refiero a los amores pasados, a las estrellas, que olvidó y eso le enseñó las dificultades de amar y ser amado.

5) Me refiero a probar comidas de otros lugares, de otras culturas.

6) Con "egos" me refiero a las diferentes culturas, en general todas las personas son patriotas, les gusta su cultura, en general más que las culturas ajenas. Puede ser algo absurdo para aceptar la pluralidad, una ciudadanía internacional. Flores, me refiero a los diferentes tipos de paisajes.

7 y 8) Me refiero a que cuando viajamos siempre nos acordamos de algo o de alguien del viaje, creamos más recuerdos que son como marcos. También porque en general hacemos fotos.

9) Volver a casa después de un largo viaje puede ser agradable si se está bien en su casa. Como un amor que hace años que queríamos y que ahora al ver esa persona volvemos a quererla.

28 – Miradas perdidas

Miradas perdidas que buscan el horizonte
ven, estrellas en alta mar
gotas jugando con el calor
cielos ahogados
respirando los primeros suspiros de amor,
ven, vientos que a los cabellos hacen llorar
besos que a mis labios vuelven como olas
y dejan en silencio las caracolas.

Autor: JoanCarles Testagorda Garcia, creado el día 2 de Septiembre de 2014 a las 5:43am en Solsona (25280 en casa de mi abuela materna, a los 24 años).

Miradas perdidas

1) MiradasA perdidasA que buscan el horizonte
2) ven, estrellasA en alta marD
3) gotasA jugandoE con el calorB
4) cielosC ahogadosC
5) respirandoE los primerosC suspirosC de amorB,
6) ven, vientosC que a los cabellosC hacen llorarD
7) besosC que a mis labiosC vuelven como olasA
8) y dejan en silencio las caracolasA.

Es un poema de amor y paisajista. Es una octavilla.

EXPLICACIÓN DE MI POEMA VERSO A VERSO:

1 y 2) Miradas perdidas es mirar sin querer observar fijamente algo. La noche se acaba pero aún se ven algunas estrellas a lo lejos.

3) Me refiero a la calima, a las gotas del mar que se evaporan.

4) El cielo y el mar parece que se unen en el horizonte, por lo que parece que el cielo se sumerja en el mar.

5) Utilizo la contraposición ahogarse/respirar. Y es por tanto como si respirase el mar (en vez de aire), siente el mar como siente el amor.

6) Con la calima se humidifica el cabello y el cabello se eleva con el viento.

7 y 8) Hago una metáfora de que el mar es como el amor (y sus ojos) en el verso "5", así que las olas vuelven a la playa (después retroceden por debajo de las olas). El sonido del mar se puede escuchar en las caracolas, al besarse se cierran los ojos así que no ve el mar que son sus ojos, pues no lo oye en las caracolas.

29 - No queda nada ya

Noche oscura sin final
amarga y personal
se llevó cristales llenos de silencio
vida sin sueño, caminos sin sueño lunas sin sueño enmarcando un invierno azabache sin fuego ni hojas quedan ya en el suelo.

Autor: JoanCarles Testagorda Garcia, creado el día 2 de Septiembre de 2014 a las 7:45am en Solsona (25280 en casa de mi abuela materna, a los 24 años).

No queda nada ya

1) Noche oscura sin finalA
2) amarga y personalA
3) se llevó cristales llenosB de silencio
4) vida sin sueño,
5) caminosB sin sueño
6) lunasC sin sueño
7) enmarcando un invierno azabache sin fuego
8) ni hojasC quedan ya en el suelo.

Es un poema de desamor, otra octavilla. Tiene poco ritmo.

EXPLICACIÓN DE MI POEMA VERSO A VERSO:

1 y 2) Hago una metáfora de una noche larga y fría, de desamor, siente tristeza.

3) Es una noche oscura, con nubes que tapan las estrellas, tapan la luz que es el amor y los posibles amores.

4, 5 y 6) El sujeto está soltero y no tiene un objetivo, no quiere a ninguna chica en especial.

7 y 8) De la primavera ya no queda nada, todas las hojas ya cayeron, cayeron como sus lágrimas como la pena poco antes de ser aceptada.

30 – Dulcemente bailan sueños

Dulcemente bailan sueños
cuando enredo mis dedos en tus cabellos
baja por escalinatas despiertas
la mano que ahora acompaña tu cadera.
Sí, la luna estará llena,
mis ojos han llorado por muchos cielos
esperando que cayeran conmigo grises en tu pelo
te regalo un mundo de anhelo
un corazón en verso
y latidos hambrientos por hacerte suspirar.

Autor: JoanCarles Testagorda Garcia, creado el día 2 de Septiembre de 2014 a las 8:46am en Solsona (25280 en casa de mi abuela materna, a los 24 años).

Dulcemente bailan sueños

1) Dulcemente bailan sueñosA
2) cuando enredo mis dedosA en tus cabellosA
3) baja por escalinatasB despiertasB
4) la mano que ahora acompaña tu cadera.
5) Sí, la luna estará llena,
6) mis ojosA han llorado por muchosA cielosA
7) esperando que cayeran conmigo grises en tu peloC
8) te regalo un mundo de anheloC
9) un corazón en verso
10) y latidosA hambrientosA por hacerte suspirar.

Es un corto poema de amor correspondido en el que el sujeto vive el amor conscientemente.

EXPLICACIÓN DE MI POEMA VERSO A VERSO:

1) El sujeto está enamorado de la chica con la que tiene una relación amorosa. Por lo que tiene esperanza, hace planes de futuro con ella.

2) Cuando le acaricia el pelo.

3 y 4) Como una persona que baja por una escalinata, el sujeto desciende su mano por la figura de la chica (me refiero a la escena en la que la chica baja por las escaleras con su vestido de noche mientras que el amante la espera bajo la escalera). Despiertas es la ligera curva de su cuerpo, su mano desciende de su hombro hasta sus caderas como cuando se baila y se pone una mano en la cadera y otra en el hombro.

5) Me refiero a que habrá mucha luz, habrá mucho amor.

6 y 7) Me refiero a que sus ojos lloraron de alegría, han volado en los ojos de ella porque son de color azul cielo. Llorar también es pedir, y lo que pide es que ella esté con él para siempre, hasta envejecer y morir. Envejecer lo expreso como que los grises caen en el pelo, son las canas.

8, 9 y 10) Le promete adorarla, quererla siempre, un mundo de amor, caricias, miradas, besos etc. amor, un gran deseo de estar con ella, de quererla, respetarla.

31 – Raíces en vivos cielos

Hay ahora raíces en vivos cielos
lágrimas de fuego en manos del deseo
y manos en bosques de anhelo.
Escucha la libertad del agua
el silencio de una mirada
los pasos que te acompañan
y todos los paisajes
que juegan a conquistar tu mirada.

Autor: JoanCarles Testagorda Garcia, creado el día 2 de Septiembre de 2014 a las 9:47am en Solsona (25280 en casa de mi abuela materna, a los 24 años).

Raíces en vivos cielos

1) Hay ahora raícesA en vivosB cielosB
2) lágrimas de fuego en manosB del deseo
3) y manosB en bosquesA de anhelo.
4) Escucha la libertad del agua
5) el silencio de una mirada
6) los pasosB que te acompañanC
7) y todosB los paisajesA 8) que jueganC a conquistar tu mirada.

Es otra octavilla, otro poema de amor. Tiene pocas rimas, poco ritmo.

EXPLICACIÓN DE MI POEMA VERSO A VERSO:

1) Los árboles se arraigan al suelo con sus raíces. Los vivos cielos son los ojos y el amor. Me refiero a que ahora siente amor, vive un amor correspondido, con raíces, con unión, como los ojos que se miran fijamente.

2 y 3) Utilizo lágrimas de fuego, en este caso como lágrimas de felicidad porque el deseo quema. En manos del deseo lo utilizo como que se deja llevar por el deseo, y bosques de anhelo es estar arraigado a ella, sus manos se unen, se acarician, hacen el amor.

4) El agua que se libera de las nubes forma ríos que producen sonido, así como el mar, pues es un líquido que fluye como sus manos por el cuerpo de ella.

5) Utilizo una contraposición entre escuchar y silencio. Una mirada se siente, no se escucha, lo utilizo como un efecto sinestésico.

6) Es escucharla a ella, observarla.

7 y 8) A todos los paisajes son el entorno, lo que vive, lo que siente que al estar alegre ve la belleza de las cosas, el lado bueno de la vida.

32 – Estrellas al alba llenan mi cama

Estrellas al alba llenan mi cama
suaves y sinceras
todas dejan huella
y las pieles de cristal que las esperan.
No hay estación seca
sólo lluvia que te besa,
cada gota es un cuadro de belleza
en que todo empieza cuando todo acaba.

Autor: JoanCarles Testagorda Garcia, creado el día 2 de Septiembre de 2014 a las 10:48am en Solsona (25280 en casa de mi abuela materna, donde yo vivía a los 24 años).

Estrellas al alba llenan mi cama

1) EstrellasA al alba llenanB mi cama
2) suavesC y sincerasA
3) todasA dejanB huella
4) y las pielesC de cristal que las esperanB.
5) No hay estación seca
6) sólo lluvia que te besa,
7) cada gota es un cuadro de bellezaD
8) en que todo empiezaD cuando todo acaba.

Es otra octavilla.
Es un poema para explicar que a veces hay diferentes personas, diferentes chicas (mujeres) con las que puedes tener una buena relación amorosa, así que no hay una solución para satisfacer el deseo de amar hay múltiples. No me refiero a que la infidelidad sea algo bueno, no defiendo la infidelidad. Lo que digo es que después de una separación amorosa existen otras mujeres a las que se puede amar y ser feliz. Es un poema con muy poco ritmo.

EXPLICACIÓN DE MI POEMA VERSO A VERSO:

1, 2 y 3) Con las estrellas me refiero a diferentes mujeres como diferentes flores hay en un jardín. En el verso "1" me refiero a las mujeres con las que el sujeto ya ha tendido una relación amorosa, todas dejan huella.

4) Con pieles de cristal me refiero al envejecimiento. También a que su amor es como un abrigo que abriga del frío de la soledad. Son de cristal porque son frágiles como el cristal. Cuando el amor se acaba se rompe la piel del amor con la que te abrigas del frío de la soledad. También me refiero a envejecer, la fragilidad de la vida la vemos en la piel, al envejecer perdemos colágeno el cual que nos permite retener moléculas de agua en la piel (hablo un poco de ello en mi libro"Como se produce un trauma psicológico, la memoria, el aprendizaje y causa y desarrollo de las enfermedades neuro-degenerativas, mentales y auto-inmunes" Parte2B Causa y desarrollo del Reumatismo, sistema inmune, adicciones y evolucionismo. Auto-publicado en día 19- Agosto-2023 ISBN9798856755311), de la serie de 5 libros que creé "Fisiología Magna" auto-publicada en Amazon, expongo mi hipótesis sobre la causa y el desarrollo de diferentes tipos de reumatismo como por ejemplo de la espondilitis anquilosante en la que el colágeno se ve afectado por ataques auto-inmunes (en Enero2020 auto-publiqué un artículo sobre la espondilitis anquilosante pero en 2023 mejoré mi hipótesis de 2020 así que la expuse en mi libro).

5 y 6) Como la persona es joven su piel retiene bien el agua, así que su piel no está seca, el agua como la lluvia la besa. También me refiero a que al estar con mujeres satisface su sed de amar, satisface el deseo, por lo que no hay estación seca.

7) La piel joven no grasa, es bella. También me refiero a que hay chicas que son bellas.

8) Me refiero a que cuando una relación amorosa acaba, después puede empezar otra relación amorosa.

33 - Mañana habrá lágrimas en el viento

Diez mil soles en mi has despertado
para que cada día ponga uno en tu cielo
para que sepas que aún no te he olvidado.
Siembra primaveral latido a cada paso
que como niño quiero dormir en tu regazo,
lleva suspiros al alba
y levanta el anhelo de una tierna mirada.
Quiebra tu llanto estrella
y orgullosa brilla temprana,
tiempo esconde el mañana porque aún puedo besarla
ya tocará olvidarla mañana.

Mañana habrá lágrimas en el viento,
porque como siempre te vas cuando empiezo a amarte,
llorarán sombras a este corazón
y el silencio estará en todas partes.

Autor: JoanCarles Testagorda Garcia, creado entre verano2014 y Otoño2014 en Solsona (25280 en casa de mi abuela materna, en donde vivía a los 24 años).

Mañana habrá lágrimas en el viento

1) Diez mil soles en mi has despertadoA
2) para que cada día ponga uno en tu cielo
3) para que sepas que aún no te he olvidadoA.
4) Siembra primaveral latido a cada pasoB
5) que como niño quiero dormir en tu regazoB,
6) lleva suspiros al alba
7) y levanta el anhelo de una tierna mirada.
8) Quiebra tu llanto estrellaF
9) y orgullosa brillaF tempranaC,
10) tiempo esconde el mañanaC porque aún puedo besarla
11) ya tocaráE olvidarla mañanaC.
12) Mañana habráE lágrimasD en el viento,
13) porque como siempre te vasD cuando empiezo a amarte,
14) llorarán sombrasD a este corazón
15) y el silencio estaráE en todasD partes.

Es un poema en el que hablo de una separación inminente.

EXPLICACIÓN DE MI POEMA VERSO A VERSO:

1) Con el Sol me refiero a la luz, al amor. Como despierta sus soles me refiero a que le ha dado amor que el sujeto a vivido.

2 y 3) Me refiero a que como ella le dio amor él también le demuestra su amor, y sigue queriéndola a pesar de que sabe que se van a separar.

4) Con la primavera también me refiero al amor, me refiero a que cuando esté con él que ella siembre amor, a cada paso, cada día.

5) Con niño me refiero a la inocencia del sujeto, a la ingenuidad con la que se ama. Así que me refiero a que él quiere dormir en su regazo, quiere estar con ella.

6) Suspiros, es cuando una persona está enamorada a veces suspira. Me refiero al alba, al amanecer, cuando él se vaya, que ella suspire por él, que ella lo ame.

7) Me refiero a que ella lo mire fijamente de manera apasionada, como en una tierna mirada con deseo de amar.

8 y 9) Me refiero a que deje de llorar a que sea otra luz en el cielo que lo guíe, que lo desee, que lo ame.

10 y 11) Como todavía está con ella a pesar de que se vayan a separar, le dice que no quiere que pase el tiempo porque la separación es inminente.

12 y 13) Como por el momento están juntos, hoy está con ella, pero mañana, cuando se separen, él llorará por ella.

14 y 15) Me refiero a que sentir pena, tristeza.

34 - Labios tardíos

Las tempestades de mares de palabras se calman
cuando acaricias mi mirada con tu llegar.
Y la gota más brava riega en mis labios un te quiero,
y tus pétalos en los míos
hacen eterna la primavera.

Se ve de lejos marchar el intenso atardecer
de latido tierno y rojo
como sangre que parte del corazón
y que regresa, cuando tú a mi regresas.

Que hoy sólo naufrague el tiempo entre sábanas
o que sólo naufrague el silencio
cortado por los besos que dicen que me amas
y por nuestros pechos que se hunden con más ganas,
o que sólo naufraguen mis dedos en tus curvas
que envidiosa la luna disimula.

Cuando arraigadas nuestras manos estén, y se sientan libres
despliega con la brisa de besos tus apasionadas alas
entre la luna seca y la luna ya en el mar mojada
entre el último suspiro de azul
y el primer rayo de Sol
que como yo se refleje en tu mirada.

Autor: JoanCarles Testagorda Garcia, creado el día 20 Abril 2015 a las 21:50am en el Pi de Sant Just (Olius, 25286 en casa de mis padres, donde vivía cuando yo tenía 25 años).

Labios tardíos

1) Las tempestadesA de maresA de palabrasB se calman
2) cuando acariciasB mi mirada con tu llegar,
3) Y la gota másB brava
4) riega en mis labiosC un te quiero,
5) y tus pétalosC en los míosC
6) hacen eterna la primavera.

7) Se ve de lejosC marchar el intenso atardecer
8) de latido tierno y rojo
9) como sangre que parte del corazón
10) y que regresa, cuando tú a mi regresasB.

11) Que hoy sólo naufrague el tiempo entre sábanasB
12) o que sólo naufrague el silencio
13) cortado por los besosC que dicenD que me amasB
14) y por nuestrosC pechosC que se hundenD con másB ganasB,
15) o que sólo naufraguenD mis dedosC en tus curvasB
16) que envidiosa la luna disimula.

17) Cuando arraigadasB nuestrasB manosC estén, y se sientan libres
18) despliega con la brisa de besosC tus apasionadasB alasB
19) entre la luna seca y la luna ya en el mar mojadaE
20) entre el último suspiro de azul
21) y el primer rayo de Sol
22) que como yo
23) se refleje en tu miradaE.

Es un poema de amor correspondido en el principio de la relación.

EXPLICACIÓN DE MI POEMA VERSO A VERSO:

1, 2, 3 y 4) Con mar me refiero a una gran cantidad y me refiero a amor. Así que cuando ella llega le dice palabras bellas de amor, por ejemplo le dice “te quiero” (verso 4). La gota más brava es una de las gotas del mar, es una palabra de amor, la cual con valentía le dice a la chica “te quiero”.

5 y 6) Los pétalos son los labios, porque son rojos como los pétalos de una rosa. Así que se besan, por lo que la primavera que es el amor es eterno, se quieren y se desean mucho.

7, 8, 9 y 10) Enmarco la escena en el atardecer, el cual es rojo como la sangre. Y vuelve el atardecer como la sangre que regresa a un corazón porque el próximo día habrá otro atardecer, así que siempre regresa como la sangre que sale del corazón y vuelve a él. También es una metáfora de que cada día se encuentran en el atardecer para estar juntos, siempre vuelven el uno al otro.

11, 12, 13 y 14) Aplico la metáfora de que el tiempo es como un barco en el mar. Naufragar es permanecer, así que en verso “11” me refiero a que se detenga el tiempo. En el verso “12” le doy un doble sentido a naufragar porque en el verso “12” me refiero a que naufrague la soledad, es decir a que no haya soledad. También me refiero a que lo que van a oír es el sonido de sus besos, caricias y los gemidos al hacer el amor. Los gemidos de hacer el amor los expreso con “los pechos que se hunden con más ganas” porque las respiraciones son más profundas. Nótese que utilizo hunden, como los barcos que naufragan o se hunden en el mar.

15 y 16) Las manos como barcos, navegan por la piel de ella, por su mar de piel, cuando naufragan me refiero a que permanecen en su figura, en su cuerpo, en sus curvas.

17 y 18) Con arraigadas me refiero a unidas, como los árboles se arraigan a la tierra con sus raíces. También es útil para expresar que su amor es intenso por lo que se unen cogiéndose de las manos. En este caso las alas son las piernas, lo digo de forma sutil, el hecho de abrirse de piernas para hacer el amor, para volar por el cielo de la pasión.

19 y 20) Me refiero a que la luna sale, se ve en el cielo y después se pone como el Sol y se pone como si se hundiera en el mar. Pues la escena es que están juntos al atardecer, se besan etc. y por la noche hacen el amor, durante toda la noche, desde que la luna está en lo alto del cielo hasta que se hunde en el mar. Por este motivo expreso en el verso "20" que en el atardecer hay el último suspiro de azul, el cielo se vuelve rojo y después se cubre de la oscuridad de la noche.

21, 22 y 23) Así que es entre el atardecer hasta el primer rayo de Sol del amanecer. Y cuando sale el Sol, su luz se posa en ella, la acaricia como él la acaricia, y los rayos de Sol iluminan su mirada y él se ve reflejado en los ojos de ella con el primer rayo de Sol. Me pareció excelente como escena romántica, así lo expresé.

35 -Espejos de esperanza

Lloraba tenue la luz de la vela
y como en un cansado rostro con lágrimas nacidas de una triste mirada
mis dedos por tu piel bajaban
y en el suelo
como tú,
se postraban.

Tus manos serán eternas en mi espalda,
me abrazaban tan tierna y profundamente que hasta el aire lo notaba
y se quejaba,
porque venían nuestras también profundas respiraciones
a salpicar sus secas playas de silencio
que antaño hablaban de barcos partidos en orillas de soledad.

Los últimos trazos de luz caían desesperados
apagando miradas, caricias, labios,
nuestros cuerpos desnudos en la cama
y cualquier nota del pentagrama,
que el placer recitaba,
el clemente pecho a la intensa brisa de tus labios acompañaba
y mis manos pobres lo buscaban
mientras,
yo volaba en el mar de tus ojos
y tú en el cielo de los míos te bañabas.
Pues, con el mar y el cielo en la mirada
los cuerpos, como de barro, nuestras manos moldeaban,
y un cálido cielo
con nubes y estrellas jugaba a escribir lo mucho que te amaba,
y cuando alzo la mirada
y no estás
me recuerda, que no hay mirada, caricia, labios
ni mar, ni cielo, ni tierra que la pena valga
porque me faltan las manos, los ojos, los labios que amo
y el corazón se me apaga.

Autor: JoanCarles Testagorda Garcia, creado el día 23-4-2015 18:29 y el día 24-4-15 0:21 en el Pi de Sant Just (Olius, 25286 en casa de mis padres, donde vivía cuando yo tenía 25 años).

Espejos de esperanza

1) Lloraba tenue la luz de la vela
2) y como en un cansado rostro con lágrimasB nacidasB de una triste mirada
3) mis dedos por tu piel bajabanA
4) y en el suelo
5) como tú,
6) se postrabanA.

7) Tus manosD serán eternasB en mi espalda,
8) me abrazaban tan tierna y profundamente que hasta el aire lo notabaC
9) y se quejabaC,
10) porque venían nuestrasB también profundasB respiraciones
11) a salpicar sus secasB playasB de silencio
12) que antaño hablaban de barcosD partidosD en orillasB de soledad.

13) Los últimosD trazosD de luz caían desesperadosD
14) apagando miradasB, caricias B, labiosD,
15) nuestrosD cuerposD desnudosD en la camaF
16) y cualquier nota del pentagramaF,
17) que el placer recitabaG,
18) el clemente pecho a la intensaE brisaE de tus labiosD acompañabaG
19) y mis manosD pobres lo buscabanA
20) mientrasB,
21) yo volabaG en el mar de tus ojosD
22) y tú en el cielo de los míosD te bañabasB.
23) Pues, con el mar y el cielo en la mirada
24) los cuerposD, como de barro, nuestrasB manosD moldeabanH,
25) y un cálido cielo
26) con nubes y estrellasB jugabaG a escribir lo mucho que te amabaG,
27) y cuando alzo la mirada
28) y no estás
29) me recuerda, que no hay mirada, caricia, labiosD
30) ni mar, ni cielo, ni tierra que la pena valgaH
31) porque me faltan las manosD, los ojosD, los labiosD que amo
32) y el corazón se me apagaH.

Es un poema de amor correspondido y vivido, en el que ya se separaron. En las primeras estrofas el sujeto recuerdo momentos vividos con ella y en la última estrofa desvela que la hecha de menos y que hecha de menos los mágicos momentos vividos con ella.

Así que como siempre para crear mi poema imaginé una escena de amor, con bellas imágenes mentales, y así lo expresé. En este poema, así como en otros poemas expongo sutilmente imágenes de hacer el amor, imágenes muy sugerentes como en la tercera estrofa. Es otro de los poemas que creé y me auto-envié en mi correo electrónico "joancarles@hotmail.es", se puede ver en uno de mis mensajes que me auto-envié en 2015 en mi propio correo electrónico "joancarles@hotmail.es".

EXPLICACIÓN DE MI POEMA VERSO A VERSO:

1) Enmarco la escena en una habitación alumbrada por velas. Hago la metáfora de que emitir luz es llorar y también de que la cera de la vela que al calentarse en estado líquido cae por el exterior de la vela.

2 y 3) Explico que el sujeto acariciaba a la chica, con su mano que baja por su piel, igual que las lágrimas bajan por la cara de quien llora. De hecho el sujeto llora por haberse separado de ella.

4, 5 y 6) Las lágrimas bajaban por sus mejillas hasta caer en el suelo y es en el suelo donde hicieron el amor.

7 y 8) Mientras hacían el amor ella le acariciaba la espalda y lo presionaba contra ella. Con que el aire lo notaba me refiero a la respiración entrecortada al hacer el amor y también a los sonidos sexuales como el gemir de ella al hacer el amor.

9, 10, 11 y 12) Con que se quejaba me refiero a que gemía, por eso en el verso "10" escribo de forma directa la respiración profunda de cuando hacían el amor. A las playas secas me refiero al mar, el silencio es morir es cuando no hay amor, así que las profundas respiraciones al hacer el amor salpican con sus gotas (como olas de agua). En el verso "11" indico que antes de conocerla a ella él estaba solo, por eso había un mar de amor seco, y por ello los barcos en este mar seco estaban partidos en la arena, sin salir a navegar en el mar de amor. Antes de estar con ella, él estaba solo, por eso era como un barco partido en la orilla de un mar seco. Él hecho es que después se separan y vuelve a estar como ese barco partido en orillas de soledad, en un mar seco.

13, 14, 15, 16 y 17) Enmarco la escena en el atardecer, anochecer. Hago una metáfora de que los rayos de Sol pintan con su luz un cuadro que es el día, porque la luz que es absorbida y re-emitida por los átomos de los objetos nos permite ver los objetos, nos permite ver su color. Sino lo que ocurre es que no vemos los objetos porque la luz que emiten tiene una frecuencia muy baja la cual nuestros ojos no pueden percibir. Por este motivo en los versos "14 y 15" expreso que al anochecer, no podían verse, no podían ver sus miradas, ni sus labios, ni sus caricias ni sus cuerpos que estaban desnudos en la cama cuando estaban haciendo el amor. Utilizo un efecto sinestésico en el cual al irse la luz no pueden ver las notas del pentagrama, que es la música, me refiero a que hacían el amor como si fuera una sinfonía, como tocar un instrumento ("16 y 17").

18 y 19) Me refiero a que el sujeto besaba el pecho de ella y que después le acariciaba el pecho a ella. Con manos pobres me refiero a cuando están vacías o cuando no acarician nada.

20, 21 y 22) Mientras, se miraban fijamente. Como siempre expongo que los ojos de ella y los del sujeto son azules como el mar y el cielo. Por lo que miarse fijamente lo expongo como que él vuela por los ojos de ella y ella se baña en los ojos de él.

23, 24) Expreso otra vez que se miran fijamente, y que se acariciaban por todo el cuerpo en "24". Por eso es como si hicieran una figura de barro, como si moldeasen la figura del otro, el cuerpo es la figura.

25, 26, 27, 28, 29, 30, 31 y 32) Estuvieron des del amanecer, anochecer hasta bien entrada la noche haciendo el amor ese día que es un día que el sujeto recuerda. Por eso en "29" expongo que las estrofas anteriores son escenas que el sujeto recuerda el día en que mira el cielo. Mirar el cielo lo expreso en "27", alza la mirada hacia el cielo, y recuerda esos momentos mágicos, de satisfacer el deseo de amar con ella. Por este motivo el corazón se le apaga, se va la luz de su corazón, el amor se va, por lo que de nada le sirven sus manos, ni sus labios, ni sus ojos sino la puede acariciar, sentir o ver.

36 - Labios de viento con semilla

Se sentó a ver como pasaba el tiempo en cada brisa,
hoja a hoja,
cielo a cielo,
página a página,
verso a verso,
lágrima a lágrima.

Pensó que se iría como el silencio,
vacío pero necesario en algún momento.
Pues más no regresaría,
ahora sus pies serían su guía,
su piel herida lo aconsejaría,
sus ojos ciegos de mentiras aprendieron a ver dónde el Sol ni regresa ni ilumina,
sus cortadas manos llenas de silencio permanecían,
y sus vacías orejas nada entendían,
no escuchaban ni noble verso ni latido que cuando él al pasar se pararía.

Decidido, a su sedienta boca calmaría,
esta vez sin palabras,
solamente con labios de noche y de día,
de labios de viento con semilla,
de mares de pieles ancladas,
de ojos que abrigan,
de manos que anidan
y para siempre nacer dónde el otro termina.

Autor: JoanCarles Testagorda Garcia, creado el día 29-Abril-2015 6:30 en el Pi de Sant Just (Olius, 25286 en casa de mis padres, donde vivía cuando yo tenía 25 años).

Labios de viento con semilla

1) Se sentó a ver como pasaba el tiempo en cada brisa, 2) hoja a hoja, 3) cielo a cielo,
4) página a página,
5) verso a verso,
6) lágrima a lágrima.

7) Pensó que se iríaA como el silencioB,
8) vacío pero necesarioB en algún momento.
9) Pues más no regresaríaA,
10) ahora sus pies serían su guíaA,
11) su piel herida lo aconsejaríaA,
12) sus ojosF ciegosF de mentirasC aprendieron a ver dónde el Sol ni regresa ni ilumina,
13) sus cortadasC manosF llenasC de silencio permanecíanD,
14) y sus vacíasC orejasC nada entendíanD,
15) no escuchaban ni noble verso ni latido que cuando él al pasar se pararíaE.

16) Decidido, a su sedienta boca calmaríaE,
17) esta vez sin palabrasI,
18) solamente con labiosF de noche y de díaE,
19) de labiosF de viento con semilla,
20) de maresG de pielesG ancladasI,
21) de ojosF que abriganH,
22) de manosF que anidanH,
23) y para siempre nacer dónde el otro termina.

Es un poema que creé para mi libro "Silencio en las alas" del cual entre 2013 y 2014 escribí unas 50 páginas. Pero lo dejé para hacer después. En el primer capítulo de mi libro expongo que el protagonista "Klark" y su familia (su padre y su madre) se trasladan a vivir en una ciudad. Por este motivo Klark el cual era un chico que sufre el maltrato de sus compañeros de escuelas (yo nunca sufrí maltrato de mis compañeros de escuela, de hecho tengo muchos amigos de las clases en las que fui), el protagonista de mi novela escribe un poema en el cual expone que se va a vivir a otro lugar y que nadie lo echará en falta porque no tiene amigos. También expongo que en esa nueva ciudad buscará una chica con la que tener una relación amorosa.

EXPLICACIÓN DE MI POEMA VERSO A VERSO:

1, 2, 3, 4, 5 y 6) Con los primeros versos expongo que el sujeto, Klark, se sentó y se puso a pensar, a reflexionar sobre su vida.

7, 8, 9, 10, 11 y 12) En estos versos me refiero a que Klark, que se traslada a vivir a una ciudad, no quiere irse porque teme a lo desconocido, pero que es necesario que se vaya (de hecho porque allí nunca tuvo amigos ni novia). Por tanto es como el silencio que a veces es necesario. Como la muerte cuando se sufre mucho. Con el verso "10" quiero decir que ahora él decidiría qué hacer con su vida. En los versos "11 y 12" me refiero a que como sufrió maltrato engaños, ahora no sería tan inocente, no confiaría en los demás. De hecho en mi libro expongo un poco la personalidad de alguien sensible a quien lo han maltratado. La desconfianza es una de las características de las personas maltratadas.

13, 14 y 15) En 13 me refiero a que sus manos estaban llenas de silencio porque no amó de forma correspondida, así que no podía tomar la mano de una chica, no podía acariciar el cuerpo de una bella chica. En el verso "14" indico la desconfianza que tenía él debido al maltrato sufrido. Y debido a la desconfianza no se atrevía a encontrar un amor, a encontrar una chica a la que se pare el corazón cuando él pase por delante de la chica, una chica que se enamore de él.

16, 17, 18, 19, 20, 21 y 22) Es por ello que al trasladarse a la ciudad pensaba que allí encontraría una chica, una chica con la que tener una relación duradera (18). De labios de viento con semilla, de la semilla nace la flor que representa el amor. Al besar, los labios son instrumentos del amor, así si hay semilla es porque nace el amor. En el verso "20", expreso como que sus cuerpos se unen, sus pieles se anclan, se anclan como un barco se une a la orilla al anclarse en sus tierras. Ojos que abrigan me refiero a mirarse fijamente con la persona que se ama, se siente su calidez. En el verso "22" me refiero a que los pájaros que hacen su nido para estar en pareja, es como las manos que ya encontraron la piel en la que anclarse, la piel en la anidar. También porque el nido simboliza abrigarse de las inclemencias del tiempo, te protege del frío de la soledad.

23) Me refiero a que como sus manos están unidas, como ellos están unidos, cuando acaba la mano del sujeto empieza la mano de ella y vice-versa.

37 - Entre crepúsculos y sueños se vierte la arena

Ahora,
entre crepúsculos y sueños se vierte la arena,
caen miradas en labios que piden anidar en firmes cielos
con firmes y afortunados besos como yo
que regalan su luz a las noches de luna dormida
alzando corazones hambrientos de latidos que tallan respiraciones
y cabalgan entre versos
que con tinta esclavizan el momento.

Nos hundimos en palabras que se bañan en curvos pétalos,
nuestras manos hechas de hojas se acarician
como tenues se baten las alas en el viento de sueños,
que esculpimos desde el negro silencio hasta la madrugada
con miradas de azul encarcelado
que ven como se mecen más besos nacidos entre tallos
y como parten mis dedos
para regar y sembrar versos en la copa de tu pelo
y tú plantas tu río en mi árido pecho.

Y sentimos como se nos arraigan más los corazones
a cada momento
en este breve mar de silencio.

Autor: JoanCarles Testagorda Garcia, creado el día 5-Junio-2015 21:07 en el Pi de Sant Just (Olius, 25286 en casa de mis padres, donde vivía cuando yo tenía 25 años).

Entre crepúsculos y sueños se vierte la arena

1) Ahora,
2) entre crepúsculosA y sueñosA se vierte la arena,
3) caen miradasD en labiosA que pidenF anidarE en firmesB cielosA
4) con firmesB y afortunadosA besosA como yo
5) que regalanC su luz a las nochesB de luna dormida
6) alzando corazonesB hambrientosA de latidosA que tallanC respiracionesB
7) y cabalganC entre versosA
8) que con tinta esclavizanC el momento.

9) NosA hundimosA en palabrasD que se bañanC en curvosA pétalosA,
10) nuestrasD manosA hechasD de hojasD se acaricianC
11) como tenuesB se batenF las alasD en el viento de sueñosA,
12) que esculpimosA desde el negro silencio hasta la madrugada
13) con miradasD de azul encarcelado
14) que venF como se mecenF másD besosA nacidosA entre tallosA
15) y como partenF mis dedosA
16) para regarE y sembrarE versosA en la copa de tu pelo
17) y tú plantasD tu río en mi árido pecho.

18) Y sentimosA como se nosA arraiganC másD los corazonesB
19) a cada momento
20) en este breve marE de silencio.

Este poema lo creé el día 5-6-2015 para regalarlo el día 8-6-2015 para un aniversario. (Se puede ver en mi correo electrónico joancarles@hotmail.es).
Es un poema de amor, con buen ritmo en el cual se pueden observar muchas metáforas como la de los ojos de cielo y sobretodo el hecho de arraigarse como los árboles.

EXPLICACIÓN DE MI POEMA VERSO A VERSO:

1 y 2) El crepúsculo ha algo bello y lo asocio a la luz, la luz al amor. Verter la arena me refiero al paso del tiempo, el verterse arena de un reloj de arena. Así que me refiero a que ahora como hay amor y sueños, el paso del tiempo es dócil.

3) "Caen miradas en labios" me refiero a que la mirada desciende hacia los labios, el sujeto mira los labios de la chica, y siente deseo de besarla. Por eso expreso que los labios piden anidar en firmes cielos. El cielo es el amor, pero también es el color de los ojos de ella. Por lo que anidar en el cielo de ella significa hacer un nido en su cielo, quedarse en su cielo, quererse. Firmes me refiero como algo duradero, un amor de verdad, un amor que no cae.

4) En el verso "4" utilizo firmes como besos que duran, que son constantes. Utilizo un antropomorfismo en el que mezclo el hecho de sentir con el que los labios sienten. Sentimos los besos a través de los labios, pero los labios no sienten.

5) La luz es el amor. Al besarse se da y se siente amor. Utilizo el hecho de besarse en el verso "4" como que los labios dan su amor, su luz. Las noches de luna dormida son las noches en las que no hay luna y por tanto son noches oscuras, noches sin amor. Por eso si los labios dan luz, dan amor, se da amor incluso en las noches más tristes.

6) Alzar corazones es que sienten amor, se sienten bien como un pájaro que se eleva en el cielo. Los corazones hambrientos de latidos, me refiero a que el corazón que no late muere, como morir de amor. Por este motivo me refiero a que al besar se da amor, se eleva el corazón, el corazón que esperaba amar, el corazón que moría de amor. El latido del corazón se acelera con la respiración, me refiero a que cuando se ama, se respira y se suspira pensando en la persona a la que se ama.

7 y 8) Con los versos me refiero a las acciones referentes al amor, como acariciar, mirar, besar. Por lo que en los versos "7 y 8" me refiero a vivir un momento en el que el corazón vive amor y en el que hay acciones de amor las cuales siempre se van a recordar porque la tinta se esclaviza, queda grabada.

9) Hundirse en palabras significa sentirse bien al escuchar palabras como escuchar un “te quiero”. Los pétalos curvos son los labios. Así que el sujeto al decirle “te quiero” a la chica, los labios de la chica se curvan que significa que la chica sonríe.

10) Como en un árbol que con sus hojas acarician las de otro árbol cercano, me refiero a que los amantes se acarician. Utilizo también la metáfora de dos árboles que se unen a través de sus raíces, así como se arraigan a la tierra.

11) Se acarician lentamente, románticamente, tenuemente. Como “alas” porque es una sensación de deseo cumplido, la sensación es como la de un pájaro que vuela libre por el cielo. Volar por el cielo es algo agradable, como el amor. En el viento de sueños es el viento el que hace volar a los pájaros. Por lo que si se sueña con la otra persona, hay amor, se siente amor. Los sueños empujan las alas en el cielo del amor.

12) Esculpir sueños es crear expectativas, hacer proyectos de futuro. El negro es la noche y el silencio es la soledad.

13) Me refiero a los ojos azules, el azul está envuelto del blanco, como encarcelado.

14) Con que los ojos ven, me refiero a que la persona ve. Lo que ven es como los amados se besan, Sigo con la metáfora de que son como árboles que se acarician y se unen con sus raíces. El porqué de que sean árboles es debido a que a veces en el amor no podemos ir hacia la otra persona, estamos limitados por nuestro entorno, por nuestro espacio/tiempo. Nótese que utilizo el florecer de los árboles como besos nacidos entre tallos debido al verso “9”.

15, 16 y 17) Es acariciar el cuerpo de ella, acariciándose el pelo lo expreso como sembrar versos en la copa del árbol. El amor es como las plantas, hay que sembrarlas, regarlas, hay que cuidarlas. Si su corazón no tuviera amor estaría seco, estaría sediento de besos, caricias etc. así que el amor se cuida cada día, al decirle a la amada lo bella que es, decirle te quiero, cuidarla, respetarla etc. En "17" me refiero a que ella es como un río, porque ella da vida, riega el amor en el corazón en el que se cosecha la felicidad, el bienestar. Así que un corazón sin amor es como un pecho árido, así que ella planta un río como si plantase el amor que crece en silencio.

18, 19 y 20) Expreso que unirse, amarse teniendo una relación de amor correspondida, es como dos árboles que se unen con sus raíces. Se sostienen el uno al otro. Por amor las raíces van hacia las de ella y esto hace que ella al sentir amor por él, sus raíces también crecerán hacia las de él para unirse y cuidarse el uno al otro. Como dos corazones de dos personas que se quieren, cuando uno es feliz el otro también lo es y vice-versa. Así como cuando uno está triste y el otro también. La vida es corta es como un breve mar de silencio.

38 - Cielos ahora lejanos

Parece que el pálido día ya no se acordaba de sus negras noches
porque en su cara se curvaba el atardecer de sus palabras
porque anochecían en las tierras de su amada
como barcos faenadores de parpadeo solar.

Sus ojos eran espejos donde siempre se había querido reflejar
como la palabra que calma
o el beso que seca lágrimas de tristeza
y hace brotar las de felicidad.

Se miraba en ellos mañanas y tardes
y cuando más le gustaban era cuando los hacía vibrar
con sincera y tierna palabra
que abrigaban de la piel su soledad
y besos que nunca se pueden olvidar.

Autor: JoanCarles Testagorda Garcia, creado aproximadamente entre Abril y Julio 2015 en el Pi de Sant Just (Olius, 25286 en casa de mis padres, donde vivía cuando yo tenía 25 años).

Cielos ahora lejanos

1) Parece que el pálido día ya no se acordabaD de sus negrasA noches
2) porque en su cara se curvabaD el atardecer de sus palabrasA
3) porque anochecían en las tierrasA de su amada
4) como barcosE faenadores de parpadeo solarB.

5) Sus ojosE eran espejosE donde siempre se había querido reflejarB
6) como la palabra que calma
7) o el beso que seca lágrimasA de tristeza
8) y hace brotarB las de felicidad.

9) Se miraba en ellosE mañanasA y tardes
10) y cuando más le gustabanC era cuando los hacía vibrarB
11) con sincera y tierna palabra
12) que abrigabanC de la piel su soledad
13) y besosE que nunca se pueden olvidarB.

Es un poema de amor correspondido en el que el sujeto estaba solo y ahora encontró una chica con la que se aman. Tiene poco ritmo.

EXPLICACIÓN DE MI POEMA VERSO A VERSO:

1) Hago una metáfora de un día claro en el que el sujeto superó una etapa de desamor. La oscuridad son las negras noches me refiero a la soledad y al desamor. Así que como ahora hay luz, hay amor por eso es de día.

2) Me refiero a que sonreía. El atardecer es el final del día, los labios son el final de la articulación de las palabras. Me refiero a que se curvan los labios debido a sonreír.

3) Como las palabras salen de los labios, es su atardecer, así que el anochecer es cuando llegan a los oídos de su amada. Pues le dice que la quiere y lo bella que es. Con tierras de su amada me refiero a sus oídos, a su ser.

4) Hay barcos que van a pescar de día y de noche vuelven al puerto. Con el parpadeo solar me refiero a que la luz del día va viene, el Sol se va por la noche y vuelve en el amanecer, así como los barcos pescadores que salen de día y vuelven al atardecer. Me refiero a que él siempre vuelve a ella como los barcos que vuelven a tierra, a su puerto, cada noche se ven y cada noche le dice que la quiere.

5) Me refiero a que él se refleja en los ojos de ella y es por eso que los ojos de ella son como espejos. También me refiero a que lo hacen todo juntos, son como espejos, como si se reflejasen en un espejo, ambos se quieren y quieren lo mismo.

6) La palabra que calma es por ejemplo un "te quiero" que te dice la persona que amas.

7 y 8) Simplemente es llorar de alegría al besarse con la chica que ama y secarse las lágrimas de tristeza.

9) Me refiero a que el sujeto se mira siempre en los ojos de ella.

10) Con que le vibran los ojos me refiero que ella está emocionada de que tener una relación amorosa con el sujeto y de que el sujeto le diga que la quiere.

11) Al decirle "te quiero" "que la ama" siendo sincero al decírselo.

12) Me refiero a la metáfora de que la soledad es como el frío y por tanto las acciones afectivas como besarse protegen del frío de la soledad y de la tristeza.

13) Simplemente que como es un amor sincero, vivido conscientemente, se generan buenos recuerdos que nunca va a olvidar. Mi hipótesis de 2014 que expliqué en mi libro "Parte2A Causa y desarrollo de la depresión, el TOC, la esquizofrenia y la epilepsia. (Auto-publicado el día 13-Enero-2024 ISBN 9798865051398), debido a la fuerte carga emocional estos recuerdos permanecen en la memoria y es difícil de que se alteren, produciéndose que el sujeto recuerda toda su vida estos momentos de amor vivido conscientemente.

39 - Suspiros de tiempo entre yemas

Meciéndose están
en la cuna de mis dedos yacen,
entre picos y alas
y con blancos y suaves vaivenes de agua
que se liberó del inmenso mar
en el que cuando sepa que a ella la ama
entre rocas y hermanadas lágrimas
a él volverá
como literatura que sin palabras se interpreta,
para vivir morir y abrazar la tierra
dónde nacen y se curten sus insoñables verdes, marrones,
negros, amarillos e incluso rojos pasos
de efímera aunque eterna huella
según si se vierten lágrimas en efímeros ojos
o eternos cielos
que aguardan más suaves cabellos
para que se deshagan entre tiempo y cálidas y apremiantes huellas.

Autor: JoanCarles Testagorda Garcia. Creé este poema el día 26 Julio 2015 a las 21:37 en un bosque a aproximadamente 1Kilómetro de distancia de la casa en la que vivía en El Pi de Sant Just (Olius) (en casa de mis padres, donde vivía cuando yo tenía 25 años).

Suspiros de tiempo entre yemas

1) Meciéndose están
2) en la cuna de mis dedosA yacen,
3) entre picosA y alasC
4) y con blancosA y suavesB vaivenesB de agua
5) que se liberó del inmenso marF
6) en el que cuando sepa que a ella la ama
7) entre rocasC y hermanadasC lágrimasC
8) a él volverá
9) como literatura que sin palabrasC se interpreta,
10) para vivir morir y abrazarF la tierra
11) dónde nacenD y se curtenD sus insoñablesB verdesB, marronesB,
12) negrosA, amarillosA e incluso rojosA pasosA
13) de efímera aunque eterna huella
14) según si se viertenD lágrimasC en efímerosA ojosA
15) o eternosA cielosA
16) que aguardanE más suavesB cabellosA
17) para que se deshaganE entre tiempo y cálidasC y apremiantesB huellasC.

Es un poema en el que utilicé la metáfora al máximo. En este poema hago una metáfora del ciclo del agua y una situación amorosa en la que la chica se dará cuenta de que el sujeto lo quiere y querrá volver a él para tener una relación amorosa con él, como las gotas de lluvia vuelven al mar. También hago otra metáfora con el ciclo de las hojas.

EXPLICACIÓN DE MI POEMA VERSO A VERSO:

1 y 2) Con meciéndose están me refiero a los cabellos de la chica que se mueven con el viento. Yacen en la cuna de los dedos que son las yemas, porque quise reflejar la escena en la que el sujeto le acaricia el pelo a la chica. También me refiero al nacimiento de las nubes con la evaporación (ionización) de las gotas de agua, por eso es la cuna de la superficie del mar y de los ríos. Se mecen como un bebé en la cuna porque para evaporarse se necesita que aumente su temperatura y este aumento supone un aumento de su vibración.

3) Con picos y alas me refiero a los pájaros, a lo referente al cielo porque las nubes se elevan hacia el cielo. También me refiero a los picos de las montañas en los que las nubes van (el porqué lo expuse en mis hipótesis).

4) Me refiero a las nubes.

5) Las nubes proceden de diferentes lugares, el mas conocido es de la evaporación de gotas del mar. Con el mar también me refiero al amor, al amor que como gotas de agua que vuelan por el cielo, el amor te hace volar.

6, 7 y 8) Las nubes van a las montañas, es como si las amasen. Por eso lo utilizo como metáfora de que ella se da cuenta de que el sujeto la quiere, es por eso que la chica va hacia él, como las nubes van a la montaña. Y lloran en la montaña, se precipitan sobretodo en la montaña en la que se crean ríos de gotas de lágrimas. Son las gotas de las nubes las que se precipitan en la montaña creando los ríos los cuales vuelven al mar. Como un amor en que ella llora, se da cuenta de que él la ama y va hacia él, va hacia el mar de amor.

9) Me refiero a que es algo que sin decirse, sin explicarse, se siente y se sabe. Algo que se siente naturalmente.

10, 11,12,13 y 14) Me refiero a que las gotas de lluvia abrazan la tierra al llover, y se abrazan, se unen formando los ríos. Estas gotas viven en el río, viven en el río y mueren en el mar. Las gotas "nacen" se desprenden de las nubes, al caer y unirse forman los ríos y mueren en el mar. Es lo que ella quiere, ella quiere estar con él hasta morir estando con él. En el verso "11" me refiero a 2 cosas: una es que hay más precipitaciones en las estaciones de Otoño y Primavera y donde nacen los árboles y sus hojas, las cuales pueden ser de color marrón, verde, negro, amarillo o rojo. Como son hojas son efímeras porque caen, pero son eternas porque su ciclo vuelve a empezar. Como pasos que dejan huella en el camino de la vida. Con curtirse me refiero a madurar. La segunda cosa a la que me refiero es a las lágrimas que caen como hojas, ya sea en ojos marrones, verdes, negros etc. Por este motivo en el verso "14" me refiero a que las gotas y las hojas son como lágrimas que caen.

15) En el verso “15” así como en el “14” sigo con la metáfora de que si se llora por un amor perdido es un amor efímero, pero si se llora por un amor correspondido se llora de felicidad, la relación es eterna. Con cielos eternos también me refiero al color de los ojos. Con eternos cielos me refiero a que caen gotas de lluvia del cielo.

16 y 17) Aquí enmarco la escena otra vez en que le acaricia el pelo con sus yemas. Como el ciclo del agua vuelvo al mar de amor, pues ella irá a él para que él la quiera para vivir otra vez escenas de amor.

40 - Luz

Solo la luz se acuerda de esa olvidada pared
de quebradizo llanto
y más tardes que cielos cuenta la chica alumbrada,
huye del cielo, se posa en su mirada
como una mariposa de dulce aleteo y fiel a la cálida brisa en la que se abraza.

Como ella,
pero entre ventanas bajará el efímero Sol,
hora a hora,
acompañando a la pared
que se deshace como versos en oídos de quien los ama,
y al a veces roto silencio de las escaleras que pies con calles hermana
y recoge recuerdos que se caen a cada paso,
como un día de luz en que una chica se recogía el pelo
mientras sus ojos salían a jugar por la ventana.

Autor: JoanCarles Testagorda Garcia, poema creado aproximadamente el 2 de Septiembre de 2015. En el Pi de Sant Just (Olius) (en casa de mis padres donde vivía, a los 25años).

Luz

1) Solo la luz se acuerda de esa olvidada pared
2) de quebradizo llanto
3) y más tardes que cielos cuenta la chica alumbrada,
4) huye del cielo, se posa en su mirada
5) como una mariposa de dulce aleteo y fiel a la cálida brisa en la que se abraza.

6) Como ella,
7) pero entre ventanas bajará el efímero Sol,
8) hora a hora,
9) acompañando a la pared
10) que se deshace como versos en oídos de quien los ama,
11) y al a veces roto silencio de las escaleras que pies con calles hermana
12) y recoge recuerdos que se caen a cada paso,
13) como un día de luz en que una chica se recogía el pelo
14) mientras sus ojos salían a jugar por la ventana.

Lo primero es decir que no tengo ni nunca he tenido "Instagram", ni cuenta en "TicToc" ni en "Snapchat". El día 2 de Septiembre de 2015 vi una fotografía en Instagram en la que aparecía una niña bajando por unas escaleras deterioradas en un viejo edificio. Había un gran ventanal por el que entraba mucha luz e iluminaba la escena. Al ver esa imagen me dije de hacer un poema sobre esa imagen.

EXPLICACIÓN DE MI POEMA VERSO A VERSO:

1) En la fotografía la pintura de la pared se cae, se ve muy deteriorada, así que lo expresé como pared olvidada. Como es una pared olvidada solamente la luz que entra por ventana la caricia.

2) Me refiero a que la pintura que cae cae como caen lágrimas en un viejo rostro.

3) Me refiero a que la niña de la imagen tiene menos años que el edificio o que la pintura de la pared.

4 y 5) Los rayos del Sol van del Sol (huye del cielo) y llegan a la niña, a su rostro, a su mirada. Hago la metáfora de que la luz viaja ligera y majestuosamente como una mariposa de dulce aleteo. La cual levanta el vuelo con una brisa de aire.

6, 7 y 8) Como ella me refiero a la niña que baja por las escaleras, la luz del Sol baja por las escaleras. Con el pasar del Sol por el cielo, la luz que entra por la ventana se desplaza, como si bajase por las escaleras, hora a hora.

9) También la luz baja por la pared.

10) La luz se va al ponerse el Sol, con el paso del Sol por el cielo. Así que hago la metáfora con el desvanecerse las ondas de sonido después de pronunciar palabras.

11) Expreso el sonido que hacen las escaleras al pisarlas. Como al bajar las escaleras se va a la calle lo expreso como que las escaleras hermanan los pies con la calle.

12) Hago una metáfora en la que caminar es como vivir. Cada paso que se da es un momento vivido por tanto es un recuerdo. La escalera simboliza el dar pasos, el vivir, y al pisarla se escucha un ruido como los recuerdos.

13) En la imagen la chica se recogía el pelo con las manos, De modo que lo expreso así para enmarcar la escena con ese movimiento también.

14) Como miraba a la ventana lo expresé como alguien que con curiosidad mira por la ventana para ver lo que hay fuera, para ver la vida que fuera vive.

41 – Caricias perdidas en versos distantes

Como versos distantes
enfermaron los cielos
se apagaron noches y flores
y creció el miedo en los corazones.

Sus huellas se marchitaron
condenando besos al olvido
y quedaron muertas manos que de lejos se aman
como espejos de sueños sin alma.
Honestos ojos de infinita sombra
y cubiertos de rocío que inspira frías rosas
escriben en silencio lágrimas muertas,
en cansados días que alumbran sus umbrías verdades,
y callan latidos que escondían ser del amor otro juguete vulnerable.

La luz hacia el silencio partía,
enfermaron los cielos
y se apagaron las flores con el día,
se abrazaban más honestas lágrimas a sus castigadas mejillas
que dibujaban la más triste pena que no se olvida,
y hacía el suelo morían infinitamente sus ojos
y se perdían cualquier sueño que pudiera latir en otra piel.

Autor: JoanCarles Testagorda Garcia, poema creado el día 21 de Septiembre de 2015 a las 18:06 y el 13 de Diciembre de 2015 a las 14:51 en el Pi de Sant Just (en casa de mis padres, donde vivía a los 25 años).

Caricias perdidas en versos distantes

1) Como versosB distantesA
2) enfermaronC los cielosB
3) se apagaronC nochesA y floresA
4) y creció el miedo en los corazonesA.

5) Sus huellasD se marchitaronC
6) condenando besosB al olvido
7) y quedaronC muertasD manosB que de lejosB se amanE
8) como espejosB de sueñosB sin alma.
9) HonestosB ojosB de infinita sombra
10) y cubiertosB de rocío que inspira fríasD rosasD
11) escriben en silencio lágrimasD muertasD,
12) en cansadosB días que alumbranE sus umbríasD verdadesA,
13) y callanE latidosB que escondíanE ser del amor otro juguete vulnerable.

14) La luz hacia el silencio partíaF,
15) enfermaronC los cielosB
16) y se apagaronC las floresA con el díaF,
17) se abrazabanE más honestasD lágrimasD a sus castigadasD mejillasD
18) que dibujabanE la más triste pena que no se olvida,
19) y hacia el suelo moríanE infinitamente sus ojosB
20) y se perdíanE cualquier sueño que pudiera latir en otra piel.

Es un poema de desamor. Tiene bastante rima interna así como rima externa.

EXPLICACIÓN DE MI POEMA VERSO A VERSO:

1) Versos distantes son versos que no riman, son dos personas separadas.

2) El cielo, lo simbolizo como el amor. Si el amor enferma es que no va bien es que no es un amor sano, no hay amor.

3 y 4) La luz también la simbolizo como el amor. La flor es el deseo. Así que me refiero a que no hay amor ni deseo (al menos por parte de ella). Las noches es la oscuridad pero son las noches que el sujeto pasaba con ella y ahora sin luz, ella es su luz, ella es su amor, ahora estas noches son oscuras, sin amor. Sin amor hay miedo y se pierde la confianza. Así que el desamor es el miedo que crece, miedo a no estar con ella y sufrir la soledad.

5 y 6) Las huellas se producen con los pasos y los pasos es caminar, el camino es la vida. Así que como las flores que se marchitan, el deseo y el amor se fue, haciendo que sus huellas no caminen con él. Así que se separaron.

7) Cuando digo manos vivas es acariciar. Porque vivir es sentir. Como al acariciarla siente placer, siente un deseo cumplido sus manos se sienten vivas, él se siente vivo. Pero como se separaron (se aman de lejos) su manos ahora no están vivas, son muertas manos.

8) Los espejos son los ojos y ahora reflejan su tristeza. También digo que los ojos son espejos porque el sujeto se reflejaba en los ojos de ella y ella se reflejaba en los ojos de él. Además me refiero al hecho de cuando se está en pareja se hacen muchas cosas en pareja, lo que uno hace el otro también. Por lo que son como espejos, se mimetizan.

9) Honestos es porque reflejan lo que la persona siente. Y de infinita sombra es porque reflejan su estado de ánimo. En sus ojos, podemos ver que el sujeto sufre, se siente triste.

10 y 11) El rocío son gotas que hay por las mañanas en las plantas y árboles (se condensa la humedad de la atmósfera). Así que me refiero a que en sus ojos hay rocío, hay lágrimas, lo cual remarco con el verso "11". Las rosas lo simbolizo como decir "te quiero", como una declaración de amor. Por lo que son rosas frías, es un amor no correspondido ahora.

12) Los cansados días me refiero a que el sujeto está cansado, está abatido, es un síntoma de depresión (depresión pasajera producida por el desamor). Alumbrar las umbrías verdades me refiero a que ve el desamor ahora que lo vive. Es analizar la situación desde una perspectiva realista.

13) Cuando el corazón late es porque vive, si el latido se calla es que se para y por tanto el corazón muere y el sujeto muere. Con lo cual me refiero al desamor, el amor se ha ido, el corazón se para. Así que me refiero a que cuando se ama no se piensa en la separación y en lo dolorosa que será si la hay. Nos tiramos al vacío con el amor como paracaídas, sino hay amor... Por tanto los latidos, el amor, ciega el hecho de pensar en una eventual separación. Hasta que llega la separación y es allí donde se entiende que somos vulnerables al amor debido a nuestra inocencia. Cuando se ama se tiene la inocencia de un infante. Se ama ingenuamente, no se piensa en la separación.

14) La luz es el amor. Hacia el silencio es hacia la muerte. El amor moría.

15, 16, 17 y 18) Me refiero a que el sujeto lloraba por el amor perdido. Honestas lágrimas son lágrimas de verdad que reflejan lo que siente. El sujeto sentía pena, tristeza.

19) Miraba fijamente el suelo como cuando se está depresivo.

20) Al mirar al suelo, es decir, al no poner atención a su entorno, el sujeto no buscaba el amor, simplemente pasaba por una etapa de pérdida del amor, de desamor. Cualquier sueño que pudiera latir en otra piel es que buscar otra chica con la que amaría. Al no poner atención a su entorno entonces no veía a quien amar de nuevo.

42 - Manos que tocan el cielo por instantes

Te buscan
como valientes hojas al escondido Sol
como profundas lágrimas a la más sincera emoción
como mi fiel latido a tu perdido corazón
como silencios a tu tenaz respiración
como nuestros desesperados labios al sentir nuestra pasión
como un reflejo de Sol a cálidas plumas
en libres cielos en ascensión.

Cuando te encuentran
mis manos a salvo están abren piernas como pétalos en primavera,
con mimo me arraigan a tu ser, a tu querer, a tu atardecer, a tu anochecer
y al porvenir de tu piel,
y como tú y como nuestros labios
florecen en tiernos cielos de instantes
ignorantes fluyen como agua que peina rocas
y que tan inocente refleja infantes
con un mar de instantes por descubrir
siempre que de ti están distantes.

Autor: JoanCarles Testagorda Garcia, poema creado el día 19 de Octubre de 2015 a las 23:47 en el Pi de Sant Just (en casa de mis padres, donde vivía a los 25 años).

Manos que tocan el cielo por instantes

1) Te buscan
2) como valientesH hojasA al escondido Sol
3) como profundasA lágrimasA a la más sincera emociónB
4) como mi fiel latido a tu perdido corazónB
5) como silenciosC a tu tenaz respiraciónB
6) como nuestrosC desesperadosC labiosC al sentir nuestra pasiónB
7) como un reflejo de Sol a cálidasA plumasA
8) en libresH cielosC en ascensiónB.

9) Cuando te encuentranD
10) mis manosC a salvo están abren piernasA como pétalosC en primavera,
11) con mimo me arraiganD a tu serE, a tu quererE, a tu atardecerE, a tu anochecerE
12) y al porvenirF de tu piel,
13) y como tú y como nuestrosC labiosC
14) florecenI en tiernosC cielosC de instantesG
15) ignorantesG fluyenI como agua que peina rocasA
16) y que tan inocente refleja infantesG
17) con un mar de instantesG por descubrirF
18) siempre que de ti están distantesG.

Es un poema de amor correspondido. Es un poema con bastante ritmo.

EXPLICACIÓN DE MI POEMA VERSO A VERSO:

1 y 2) Me refiero a que las manos del sujeto la buscan a ella, buscan acariciarla. Utilizo el antropomorfismo de las manos como si las manos fueran las que hacen la acción a pesar de referirme que es el sujeto el que hace la acción, el que siente. Sus manos la buscan como las hojas de los árboles buscan el Sol. En los árboles se puede observar que los árboles crecen y van hacía donde hay más luz, me refiero a eso utilizándolo como metáfora.

3) Ya sea de alegría o de tristeza lloramos cuando sentimos una gran intensidad emocional.

4) Él la ama a ella por lo que quiere que ella lo ame, que su perdido corazón encuentre el amor de él.

5) Las respiraciones rompen el silencio cuando estamos con la otra persona por ejemplo.

6) Los labios sedientos por satisfacer el deseo. El deseo lo simbolizo como tener sed.

7 y 8) Represento la imagen de volar por el cielo libremente y que un rayo de Sol acaricie y caliente las alas, me refiero al deseo cumplido. Las corrientes de aire caliente permiten ascender, permiten volar, el deseo permite sentir el amor.

9, 10 , 11 y 12) Cuando se acarician, cuando sus manos se unen lo utilizo como metáfora de los árboles que se arraigan a la tierra. En el verso "10" represento de forma sutil como las manos de él, de forma tierna y delicada abren las piernas de ella igual que los pétalos que se abren en primavera. Debido a que la primavera la simbolizo como el amor, así que lo que hacen es el amor. Como siempre lo expreso de manera sutil. Así que se unen, se arraigan, se une a su ser, al amor de ella. Con el atardecer, el anochecer y el porvenir me refiero al envejecer de la piel de ella, me refiero a que envejecerán juntos, siempre estarán juntos.

13 y 14) Con que las manos florecen me refiero a que satisfacen el deseo, debido a que con sus labios se besan, viven el amor.

15 y 16) Las manos acarician su cuerpo como el agua de la lluvia y el agua del río acaricia las rocas al pasar. Con ternura e inocencia, como descubrir el placer por primera vez. Es un amor inocente, sino lo fuera quizás no podrían amarse intensamente. Como niños que se quieren y aprenden a amarse jugando a amar.

17 y 18) Madurar es descubrir y aprender, en su caso todavía es un amor joven, inocente. Cuando deja de acariciarla, sus manos se separan del cuerpo de ella, por lo que no siente su cuerpo, no la siente, así que para aprender necesita tocarla, sentirla, vivirla. Por lo que cuando sus manos están distantes de ella no aprenden, no maduran.
Este párrafo lo escribí el día 26/12/2024 de las 20:30 a las 21:40 (y en papel, en la hoja de mi poema a mediados de Diciembre2024 (Francia)).

43 - Como árboles de fuego

Nacen latidos cuando desvelas mis labios de infinita sombra
como dormidos árboles que se llenan de fuego
si amaneces cálida en mis ojos
y te arropas en mi pecho como una luz entre sombras.

Sueño, que duermo como un sueño en tu querer
y alado me poso en tu ser
en tu mañana en tu hoy y hasta en tu ayer,
y te quiero…
como parece que no se puede querer
siendo dueño de tu sueño
del que te sirves para que te sueñe hasta en mi ayer,
sin saber,
si te llevarás el silencio de mi última página
y si conmigo nacerás en el latir de mi alma
o si te irás con la última lágrima que se lleve la luz de mi alma.

Autor: JoanCarles Testagorda Garcia, poema creado el día 17 de Diciembre de 2015 a las 15:06 en el Pi de Sant Just (en casa de mis padres, donde vivía a los 25 años).

Este poema lo creé porque vi una fotografía que es un rojizo amanecer en el que el Sol se eleva por el horizonte y se encentra detrás de un gran árbol. Me pareció una bella fotografía y viéndola de lejos pensé que es como un árbol lleno de fuego.

Como árboles de fuego

1) Nacen latidosB cuando desvelasF mis labiosB de infinita sombra
2) como dormidosB árbolesC que se llenan de fuego
3) si amanecesC cálida en mis ojosB
4) y te arropasF en mi pecho como una luz entre sombrasF .

5) Sueño…
6) que duermo como un sueño en tu quererA
7) y aladoG me poso en tu serA
8) en tu mañana
9) en tu hoy
10) y hasta en tu ayerA ,
11) y te quiero…
12) como parece que no se puede quererA
13) siendoG dueñoB de tu sueñoB
14) del que te sirves para que te sueñe hasta en mi ayerA ,
15) sin saberA
16) si te llevarásD el silencio de mi últimaE página
17) y si conmigo nacerásD en el latir de mi almaE
18) o si te irásD con la últimaE lágrimaE que se lleve la luz de mi alma.

En el poema me refiero a la imagen de un árbol que se ilumina con la luz del amanecer que utilizo como metáfora de un amor nuevo y correspondido en el que el sujeto está con ella. Es el principio de la relación así que está muy ilusionado pero no sabe si la relación continuará o no. Lo primero que se puede apreciar es que el utilizo rima externa en algunos versos (A) y rima interna con (B), (C), (D), (E) y (F) lo cual le confiere al poema un buen ritmo de lectura. Utilicé versos cortos en los versos 5, 8, 9, 10, 11 y 15 para permitir la pausa entre versos, permitiendo al lector dar suficientemente tiempo parra acordar mentalmente el verso corto con el siguiente verso.
También he utilizado el recurso de repetir algunas palabras como sombra, sueño, alma y querer, lo cual refuerza el concepto y enmarca bien la imagen a la cual expreso. Como en casi todos mis poemas utilizo un vocabulario simple y que puede ser relacionado fácilmente con conceptos abstractos y en general conceptos bellos lo cual como en mis otros poemas resulta en una mayor profundidad mayor efecto sinestésico inconsciente. Por tanto intento que el lector produzca una mayor carga emocional con los conceptos debido a mi hipótesis.

EXPLICACIÓN DE MI POEMA VERSO A VERSO:

1, 2 y 3) Nacen latidos, me refiero a que el sujeto "yo" en primera persona se le acelera el pulso cardíaco, siente su pulso más fuerte cuando la chica lo besa, es un síntoma de nerviosismo y también de enamoramiento. Como antes el sujeto no tenía pareja sus labios tenían una sombra infinita, es decir estaban condenados a la soledad, a la tristeza. Pero ahora ella lo besa y por eso desvela la infinita sombra, como un velo y como despertarse de una pesadilla. En el verso "2" Como árboles que se llenan con la luz del amanecer, sus sombras desaparecen.
En el verso "3" como cuando él la ve a ella y ve el amor, ve lo que desea, ve su sueño.

4) Simplemente es que ella se posa sobre el pecho del sujeto. Lo cual tiene un doble sentido ya que con ello me refiero a que ella está en el corazón de él, él la ama, la desea y está con ella. Por eso ella es su amor, ella es la luz que lo ilumina que lo arropa con la luz rodeado de sombras, como un árbol que se enciende con los primeros rayos de Sol del amanecer.

5) Él sueña con estar con ella y sueña que ella lo quiera como él lo hace.

6) Alado es sintiendo amor.

7) Para siempre.

8 y 9) Ella sueña con estar con él y él sueña con estar con ella. Por eso digo que parece imposible que un amor así se produzca, que ambos se quieran así parece imposible.

10 y 11) Ella sueña con él también él con ella. Así que se quieren para estar juntos para siempre.

12, 13, 14 y 15) Como es un amor muy intenso, muy profundo, es por el momento un amor ingenuo, inocente porque ahora hacen planes de fu-

turo porque están muy enamorados pero nunca se sabe. Si la vida es un libro, si ella se lleva el silencio (es la página en blanco), es que ella estará con el sujeto para siempre y por tanto nace con el latir de su alma, se quieren.
O bien en el verso "15" si las cosas cambian podría suceder que ella se irá de su vida con la última lágrima que él derrame por ella. La luz es el amor, así que si ella se va, se llevará el amor que él siente, el amor de su alma.

Esta es una imagen similar a la fotografía que vi.

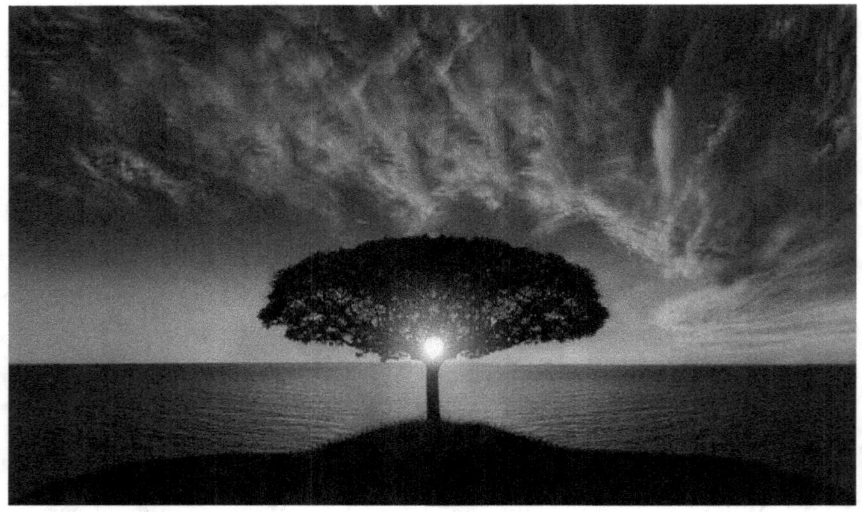

44 - Silencio que se viste en el cielo de tu ser

Te miro,
y seducido veo
como en tus ojos reposa el atardecer
y tus cálidos cabellos
como yo se sonrojan,
moría el día como manchado de sangre
y se marchitaron los colores
como lo hacían mis labios de los tuyos
y quedaba un cielo de luna roja con versos de cristal,
sedientos labios en que palabras se vestían de prosa
y una mirada huérfana de tu profundo cielo.

Entre silencios y sombras
descansaré rendido en el cielo de tu ser
mis alas como sonrisa
se posarán en el cielo de tu tez
reinaré como azul en tus ojos
como el cielo de un beso que nace y muere en tu piel
y rendido
en el cielo de tu pecho
escucharé el latido que vive y muere en mi sueño.

Autor: JoanCarles Testagorda Garcia, poema creado el día 22 de Diciembre de 2015 a las 19:07 en el Pi de Sant Just (en casa de mis padres, donde vivía a los 25 años).

Silencio que se viste en el cielo de tu ser

1) Te miro,
2) y seducido veo
3) como en tus ojosA reposa el atardecer
4) y tus cálidosA cabellosA
5) como yo se sonrojan,
6) moríaC el díaC como manchado de sangre
7) y se marchitaron los colores
8) como lo hacíanB mis labiosA de los tuyosA
9) y quedaba un cielo de luna roja con versosA de cristal,
10) sedientosA labiosA en que palabras se vestíanB de prosa
11) y una mirada huérfana de tu profundo cielo.

12) Entre silenciosA y sombrasD
13) descansaréE rendidoF en el cielo de tu ser
14) mis alasD como sonrisa
15) se posarán en el cielo de tu tez
16) reinaréE como azul en tus ojosA
17) como el cielo de un beso que nace y muere en tu piel
18) y rendidoF
19) en el cielo de tu pecho
20) escucharéE el latidoF que vive y muere en mi sueño.

Es un poema de amor correspondido con poco ritmo, con poca rima asonante.
EXPLICACIÓN DE MI POEMA VERSO A VERSO:

1, 2 y 3) Enmarco la escena en el atardecer y le doy continuidad con que después anochece. Me refiero a que en el atardecer el cielo es rojizo y él ve el atardecer, el crepúsculo del atardecer en los ojos de ella. Me pareció una bonita imagen que representar, ver el atardecer reflejado en los ojos de ella.

4, 5 y 6) Como el cielo es rojizo, hay rayos de Sol rojos los cuales al tocar los cabellos de ella, tiñen los cabellos de ella (ya sean rubios o castaños) de un color rojo atardecer. Como ellos están besándose en ese atardecer, el sujeto se sonroja. En "6" continúo con la metáfora de que el cielo es rojizo igual que un charco de sangre que deja un cuerpo que se desangra.

7, 8, 9, 10 y 11) Una vez anochece no hay luz solar y eso hace que no veamos los objetos no los colores. Todo es oscuro, igual que cuando sus labios dejan de besarla, y él no siente su luz, la luz de ella. A pesar de que no se besan, como están juntos, se dicen que se aman por eso queda la luz de la luna y de las estrellas. Los versos de cristal son las estrellas, son palabras de amor, caricias en el cielo, como expreso en el verso "10", sus labios se visten de prosa, se dicen "te quiero", se dicen que se aman. Sedientos labios es porque desean seguir besándola y cuando la besan se humedecen, pierden su sed. El deseo lo simbolizo como la sed (es otro efecto sinestésico subconsciente que aplico). La mirada huérfana de su cielo es debido a que ella tiene los ojos de color azul cielo. Como se va el Sol, porque anochece, entonces el color de los ojos de ella no se ve, así que la mirada de ella se queda sin poder apreciar el magnífico color azul de los ojos de ella.

12 y 13) Silencios y sombras es con las dificultades de la vida. Quiere decir que a pesar de las dificultades de la vida como él está con ella, él estará siempre feliz porque ella eclipsa todas las dificultades de la vida. En el cielo de su ser es en el amor de ella, sentirá paz y tranquilidad porque tiene el amor de ella.

14 y 15) Las alas son como el deseo, la felicidad, se posarán en sus labios quiere decir que sus labios sonreirán porque él está con ella. Y como los labios son las alas, las alas vuelan por el cielo, que significa que cuando la besa se siente como en el paraíso. También me refiero a que como ella es tan bella, tan guapa, ella tiene una cara angelical, es su paraíso sobre la Tierra.

16 y 17) Es uno de mis versos preferidos porque simbolizo que el sujeto que tiene los ojos azules se reflejará en los ojos de ella y viceversa. Por lo que quiere decir que estará en sus ojos, que ella lo observará fijamente, por ejemplo al besarse. El cielo es el amor, el amor que siente al besarla por ejemplo al besarla por todo el cuerpo.

18, 19 y 20) En "19" me refiero a la escena en el que el sujeto tiene su cabeza apoyada en el pecho de ella, y escucha el latido del corazón de ella. El latido es el deseo, es el amor de ella, pues el sujeto sueña con estar siempre con ella, por eso vive ese sueño. Con muere me refiero a reposar a estar, así que me refiero a que el amor de ella reposa en su sueño, él sueña con ella y está con ella.

45 - Si me quieres

Si me quieres
y sincera me miras
con tus limpios espejos en la mirada
la incansable luz plácida en mis ojos moriría
si al nacer quema la vieja noche y enciende el esperado día,
como un Sol primaveral que brota entre tierras
y levanta un mar de infinita sombra
si mojas mis labios como lo hace con el verde la escarcha
cuando confías tus temblorosos labios a los nerviosos míos.

Si mis cálidas huellas pasean con las tuyas
y mis castigadas manos desembocan en las tuyas
fluirán en tus valles, sombras y cielos
por los que cualquier brisa suspira
porque alzarse cálida en ellos
el corazón sin miedo latiría,
y mis sedosos labios, lentos dormirían eternos en tu beso
y ofrecer mis alas libres al viento
cegado por lo que siento
si me quieres y me sientes
como yo te siento.

Autor: JoanCarles Testagorda Garcia, poema creado el día 5 de Febrero de 2016 a las 11:47 en el Pi de Sant Just (en casa de mis padres, donde vivía a los 26 años).

Si me quieres

1) Si me quieres
2) y sincera me mirasC
3) con tus limpiosA espejosA en la mirada
4) la incansable luz plácida en mis ojosA moriríaB
5) si al nacer quema la vieja noche y enciende el esperado díaB,
6) como un Sol primaveral que brota entre tierrasC
7) y levanta un mar de infinita sombra
8) si mojasC mis labiosA como lo hace con el verde la escarcha
9) cuando confíasC tus temblorososA labiosA a los nerviososA míosA.

10) Si mis cálidasC huellasC paseanD con las tuyasC
11) y mis castigadasC manosA desembocanD en las tuyasC
12) fluirán en tus vallesF, sombrasC y cielosA
13) por los que cualquier brisa suspira
14) porque alzarse cálida en ellosA
15) el corazón sin miedo latiríaB,
16) y mis sedososA labiosA, lentosA dormiríanD eternosA en tu beso
17) y ofrecer mis alasC libresF al viento
18) cegado por lo que siento
19) si me quieresF y me sientesF
20) como yo te siento.

Es un poema en el que el sujeto está enamorado de ella y le pregunta a ella si lo quiere. Es un poema con un buen ritmo en la segunda estrofa a pesar de no tener rima externa.

EXPLICACIÓN DE MI POEMA VERSO A VERSO:

1, 2, 3 y 4) El sujeto le dice a la chica que si lo quiere él podría satisfacer su deseo de amar. Los espejos son los ojos porque el sujeto se refleja en los ojos de ella y ella se refleja en los ojos de él. Además me refiero al hecho de cuando se está en pareja se hacen muchas cosas en pareja, lo que uno hace el otro también. Por lo que son como espejos, se mimetizan. Así que le pide a ella que le diga que lo quiere mirándole a los ojos porque al mirarlo a los ojos es cuando le dice la verdad. La incansable luz es el deseo. Por lo que expongo la imagen en ella se refleja en los ojos del sujeto, la luz de ella, la imagen de ella se puede ver en los ojos de él y es por ello que eso representa que se miran fijamente que ella le dice que le quiere y por tanto el sujeto satisface el deseo de tener una relación amorosa con ella.

5) Nacer es el principio, es la vida, sin amor no hay vida, así que representa tener una relación amorosa con ella. La noche es la oscuridad, es el desamor, por lo que si lo quiere entonces sale la luz, la luz de ella y se hace de día.

6) En la primavera por la noche todavía hace frío. Cuando sale el Sol la temperatura aumenta. La primavera es el amor, el frío es la soledad, la tristeza. Brotar entre tierras es que sale el Sol. Por lo que ella es como la luz del Sol que ilumina, que da calor, así que da amor y quita su tristeza, quita la soledad.

7) El mar es aquí una gran cantidad. La sombra infinita es la muerte, es la soledad y el desamor. Por lo que ella es como una luz que da la vida, que da amor.

8) Al besar los labios se humedecen, como la escarcha moja las flores al salir el Sol.

9) Expreso que le tiemblan los labios a ambos porque cuando el deseo es muy fuerte hay nervios, están nerviosos y es por ello que pueden incluso temblar de amor, sobretodo en los primeros deseos, al satisfacer el deseo.

10) Cálidas son agradables. Me refiero a que caminan juntos, a que viven juntos, a que tienen una relación amorosa.

11 y 12) Castigadas manos es cuando sus manos no tocan las de ella y no satisfacen el placer. Aunque también me refiero a que las manos están esclavizadas al cuerpo de ella, porque desean tocarla, acariciarla, sentirla. Estamos esclavizados a todo lo que nos produce un fuerte deseo, como a beber agua, a comer, a amar. Desembocar lo utilizo porque como expongo en el verso "12", las manos la acarician y fluyen por ella como un río el cual se libera en el mar que en este caso es en las manos de ella (en su mar de caricias). Así represento el hecho de que se toman de las manos. Pero en "12" expongo que como si sus manos fluyeran como un río, irán por sus valles que es la silueta de su cuerpo, sombras y cielos me refiero a las demás partes del cuerpo.

13) Cuando se quiere a alguien y se piensa en esa persona, entonces se suspira cuando se piensa con la persona. Así que me refiero a que como ella es muy bella entonces cualquier chico suspira por ella, todos la aman.

14 y 15) Alzarse es como cuando se tienen alas y se vuela. En "13" expreso que fluye por su cielo, así que es como un pájaro que vuela libre con la brisa, con el deseo, con el deseo de amar que satisface al estar con ella. Por lo que al vivir el amor, no tendría miedo a la soledad o al desamor porque estaría con ella.

16) Sedosos es la textura fina. Me refiero a que los labios del sujeto besarían los labios de ella eternamente, para siempre estarían juntos.

17) Como un pájaro que vuela libre con una corriente de aire, la corriente de aire que es el deseo, el amor, hace que si ella le corresponde el sujeto vivirá el amor.

18, 19 y 20) El amor ciega, se deja llevar por el deseo (17), con lo que ve el amor pero no ve el sufrimiento por un amor no correspondido, pues su amor por ella lo ciega, la ama y por eso le dice que si ella siente lo mismo se amarán para siempre.

46 - Flor de invierno

Llora apresada la enjaulada flor
y se pierde…
se pierde el cielo
se pierde el viento en sus tallos como en tu pelo
se pierde una mirada de anhelo
que quiebre su frágil silencio
como se pierde el mar en el cielo
como escarchadas lágrimas en el suelo
como un latido en el pecho,
y muere…
y muere como tu magia por mis desnudos dedos
como el tiempo en el brillo de tus ojos si te siento
como el grito de mi desvelo sin ti en mi sueño
desangrando silencios en el inmenso mar de sufrimiento,
se muere como el cielo que entre besos se cansó de vernos
como muere cada palabra por ti en mi rezo
y se fue…
se fue como hojas que tapaban el cielo
y se pierde, se pierde como tus pies en el oscuro camino
como plumas en un desesperado aleteo
y muere, muere como la luz como la luz
en el rostro que eterno sueño conmigo.

Autor: JoanCarles Testagorda Garcia, poema creado el día 28 de Marzo de 2016 a la 1:22am en el Pi de Sant Just (en casa de mis padres, donde vivía a los 26 años).

Flor de invierno

1) Llora apresadaC la enjauladaC flor
2) y se pierde…
3) se pierde el cieloA
4) se pierde el viento en sus tallos como en tu peloA
5) se pierde una miradaC de anheloA
6) que quiebre su frágil silencio
7) como se pierde el mar en el cieloA
8) como escarchadasB lágrimasB en el sueloA
9) como un latido en el pecho,
10) y muere…
11) y muere como tu magia por mis desnudosD dedosD
12) como el tiempo en el brillo de tus ojosD si te siento
13) como el grito de mi desveloA sin ti en mi sueño
14) desangrando silenciosD en el inmenso mar de sufrimiento
15) se muere como el cieloA que entre besosD se cansó de vernosD
16) como muere cada palabra por ti en mi rezo
17) y se fue…
18) se fue como hojasB que tapaban el cieloA
19) y se pierde, se pierde como tus pies en el oscuro camino
20) como plumasB en un desesperado aleteo
21) y muere, muere como la luz
22) como la luz en el rostro que eterno sueño conmigo.

Es un poema en el que el expreso lo que debería de haber ocurrido y nunca ocurrió, de un amor no vivido. Por este motivo utilizo el "perderse", como perder una oportunidad. También se puede ver que utilizo un efecto sinestésico subconsciente como creando un efecto de efervescencia, de algo que se desvanece, como una imagen que se ve y que poco a poco va desapareciendo debido a que es como algo que debería de producirse, de suceder pero que finalmente no sucede. Por tanto es un recuerdo que poco a poco se olvida, un fuego que lento se apaga, se desvanece paulatinamente.

EXPLICACIÓN DE MI POEMA VERSO A VERSO:

1) Con la flor me refiero al amor y a la persona. Es como que el amor de la persona está apresado en la persona y como la persona está sola entonces no puede demostrar su amor, no puede liberarlo, no puede vivirlo. Llorar es como lamentarse.

2 y 3) Se pierde el cielo es que se pierde el amor, pues no vive el amor porque no tiene pareja.

4 y 5) En este caso me refiero a la flor que como está enjaulada, no nace, no puede liberarse, como un amor que no se libera porque no se tiene pareja sentimental. Así que como la flor no nace, se pierde el viento que la acariciaría así como la persona se pierde por ejemplo caricias en su pelo o en el verso "5", se pierde una mirada de amor, de deseo.

6) El silencio es la soledad. Muchas relaciones empiezan con una mirada, con observar a la persona y empezar a amarla ya al verla porque nos produce un fuerte deseo.

7) El mar y el cielo son los ojos de ambos que son azules como el mar y el cielo. Así que no puede perderse en la mirada de ella.

8) La escarcha aparece con el frío. Así que me refiero a que llora debido a su soledad y es por ello que sus lágrimas que caen en el suelo se pierden por el suelo. Como son lágrimas de soledad son como escarchadas, como la escarcha en invierno que son gotas heladas.

9) Un latido se siente y se pierde indico al efecto de las ondas de sonido que se van desvaneciendo con la distancia.

10 y 11) La magia de ella es su cuerpo, se pierde el poder tocarla y acariciarla.

12) El tiempo pasa muy rápido cuando se está gozando. Por ejemplo cuando mira fijamente los ojos de ella y la siente, la desea. Se pierde eso como el tiempo se pierde que es que pasa rápido.

13) Como un grito que con la distancia pierde su intensidad, él se pierde el amor de ella. El grito que él dice cuando se despierta de una pesadilla en la que ella le dice que no lo quiere.

14) Silencios es la soledad y mar en este caso es amor y una gran cantidad. Sufrir de amor.

15 y 16) El cielo es el amor y es el paraíso celestial. Por eso en el verso "16" indico que él reza a Dios para que haga que él esté con ella.

17 y 18) Por lo que indico que las hojas se van, él ve que la quiere a ella, ve que la pierde o que la perdió, como los árboles pierden sus hojas las cuales son protectoras también.
19) Como el camino es la vida, al no estar con ella no ve el camino, sus caminos se separan pues quizás no estarán juntos.

20) Expreso la imagen que es como un pájaro que fuertemente bate sus alas y en ese aleteo algunas de sus plumas caen. Las plumas permiten volar, si caen no se podrá volar, no se podrá sentir el amor.

21 y 22) En este caso el rostro que sueña consigo es el rostro de ella, que significa estar con ella. Por lo que si no hay luz no ve su rostro, no la ve, sino la ve no hay deseo por lo que no habrá amor. Imagino un efecto de una imagen que se desvanece poco a poco, como un amor deseado y no vivido, un recuerdo que se desvanece.

Este párrafo lo escribí el día 24 de Diciembre de 2024 a las 20:30 hasta las 20:44 en mi apartamento en Francia (Sureste) (en todo el día de los días 22-23- 24 de Diciembre estuve en mi casa, yo solo creando las explicaciones de este libro).

47 - Vuela

Le mira los labios
y ve un cielo del que cuelgan estrellas de beso eterno
y cálido le pregunta:
- Dime si tu corazón vuela libre
como vuela libre la pluma callada
si anida en la fría página que me acompaña
entre nubes de versos
que a mis latidos empañan
si mis cielos en tus mares se bañan,
si estuvieran desnudos de tu palabra,
si ya no anida el rojo en la flor marchitada
que con el viento inocentes pétalos al suelo regala
que sin mecerse el carmín moriría
como cuerpos ciegos sin una luna arraigada
que entre tallos de nubes se enciende y se apaga
como se esconde el silencio tras la ventana
o como se esconde el frío si tu piel de mí se apiada.

Autor: JoanCarles Testagorda Garcia, poema creado el día 21 de 5 Mayo de 2016 a las 23:57 en Manresa (Cataluña central) a los 26 años.

Vuela

1) Le mira los labios
2) y ve un cielo del que cuelgan estrellas de beso eterno
3) y cálido le pregunta:
4) - Dime si tu corazón vuela libre
5) como vuela libre la pluma callada
6) si anida en la fría página que me acompaña
7) entre nubesC de versosA
8) que a mis latidosA empañanB
9) si mis cielosA en tus maresC se bañanB,
10) si estuvieran desnudosA de tu palabra,
11) si ya no anida el rojo en la flor marchitada
12) que con el viento inocentesC pétalosA al suelo regala
13) que sin mecerse el carmín moriría
14) como cuerposA ciegosA sin una lunaF arraigadaD
15) que entre tallosA de nubesC se enciendeE y se apaga
16) como se escondeE el silencio tras la ventanaF
17) o como se escondeE el frío si tu piel de mí se apiadaD.

Es otro poema que creé estando en un bar-restaurante en Manresa en que iba algunos días. Es un poema de amor pero todavía no es correspondido.

EXPLICACIÓN DE MI POEMA VERSO A VERSO:

1 y 2) Ve amor, ve a quien amar.

3, 4 y 5) Sino tiene novio y si quiere estar con él, si a él lo quiere.

6, 7, 8 y 9) Si anida es si se posa en su página, en su vida que es como un libro. Es fría la página porque está solo sin pareja. Con las nubes que significa una gran cantidad de palabras, de versos que recita con sus labios como actos de amor. Pues en "9" expreso que se miran a los ojos, siendo los ojos el mar y el cielo.

10) Si a ella le habla, pues por ella reza.

11) El rojo son los labios así como el color de la flor que se marchita por el hecho de que sus labios ya no besan a nadie.

12) Como la flor se marchita, sus pétalos caen, como besar a cualquier chica que no ame.

13) El carmín son los labios. Mecerse es moverse como movimientos de ir e venir que son como movimientos de besarse y volverse a besar.

14) Cuando la luz de la luna los ilumina haciendo el amor por la noche, sus cuerpos desnudos se ven. De modo que si no hay la luna no se ven los cuerpos que desnudos hacen el amor, por lo que es como que lo que no ves no sucede. Arraigada me refiero a una luna que se arraiga al cielo, generalmente arraigar se usa para los árboles que con sus raíces se arraigan al suelo. Aquí lo utilizo como que la luna se arraiga al cielo, como cuando hacían el amor.

15) Sigo con la metáfora anterior de como si el cielo fuera un árbol, las nubes son como los tallos del árbol, el follaje del árbol, por los que la luna se ve y no se ve según su posición en el cielo a través de las hojas del árbol que son las nubes.

16) Como la luna se esconde y aparece entre las nubes, como en las hojas de un árbol, como la vida que vive detrás de la ventana, es decir fuera de nuestra casa.

17) El frío es el desamor, es la soledad, así que si ella se apiada de él es porque lo quiere y porque quiere estar con él así que estarán juntos y por tanto no estará solo, el amor de ella lo abrigará, la piel de ella lo abrigará.

48 - Tierra ahogada

Como melodías quemadas
los árboles desangrándose están,
dejan charcos de hojas que ahogan la tierra
hojas,
caen como atardeceres sedientos de sol
rojas y tardías desnudan el final de cada rama
y cosiéndose al suelo
visten calles
que deshilarán viejas escobas
y viento
que con el que al pasar
tiritarán como tinta en hojas
o como labios desnudos vestidos por los tuyos
y que mueren sin tu calor
enterrados en fríos y oscuros silencios
si claman amor
soñando con claros azules en tus cielos
que en callados corazones
hacen florecer sentimientos y pasiones.

Autor: JoanCarles Testagorda Garcia poema creado el día 5 de Junio de 2016 a las 17:54 en Cardona (Cataluña central) a los 26 años.

Tierra ahogada

1) Como melodíasA quemadasA
2) los árbolesB desangrándose estánE,
3) dejanD charcosc de hojasA que ahoganD la tierra
4) hojasA,
5) caen como atardeceresB sedientosc de sol
6) rojasA y tardíasA desnudanD el final de cada rama
7) y cosiéndose al suelo
8) visten callesB
9) que deshilaránE viejasA escobasA
10) y viento
11) que con el que al pasar
12) tiritaránE como tinta en hojasA
13) o como labiosC desnudosC vestidosC por los tuyosC
14) y que mueren sin tu calorF
15) enterradosC en fríosC y oscurosC silenciosC
16) si clamanD amorF
17) soñando con clarosC azulesB en tus cielosC
18) que en calladosC corazonesB
19) hacen florecer sentimientosC y pasionesB.

Como se puede ver, es un poema de Otoño que hice en primavera debido a que en general no describo los paisajes que observo, sino que son paisajes que imagino. Este poema lo hice un día en el que me fui con el coche (automóvil siempre de mis padres en España) y fui lejos de casa (en este caso a unos 15 o 20 kilómetros en Cardona, otras veces iba a Manresa a 50kilómetros). Fui al parador de Cardona que es el castillo de Cardona y en el bar de allí hice este poema. Es un poema de versos cortos, con un buen ritmo y bastante rima.

EXPLICACIÓN DE MI POEMA VERSO A VERSO:

1) Hago una metáfora en la que comparo la caída de las hojas con tocar un instrumento musical, con hacer música. Las hojas de los árboles se queman con el Sol y producen procesos fisico-químicos en los que las hojas cambian de color y caen. Así que se queman las hojas como se deshacen las ondas sonoras de una melodía.

2 y 3) También hago otra metáfora en que las hojas se caen como un cuerpo que se desangra. Lo hago para remarcar el color rojizo de las hojas rojas. Así que queda como un charco de sangre, como un charco de hojas. Nótese que utilizo una contraposición con un charco ahoga y después en el verso "5" utilizo sedientos.

4, 5, 6, 7 y 8) Al atardecer, el cielo se tiñe de color rojo por lo que expreso que el color de las hojas es rojizo, como un atardecer. Lo cual enfatizo en el verso "6". (Sediento de Sol es que le falta el Sol como en el atardecer). De hecho utilizo de forma muy sutil esta expresión porque las hojas pierden agua con el calor, esto y otros cambios fisico-químicos como el frío, hacen que caigan después.
Nótese que utilizo otra contraposición en los versos "6, 7 y 8" con desnudan, cosiéndose y visten. Normalmente cosemos la ropa para abrigarnos, pero las hojas caen, se desnudan las ramas, y las hojas caen en el suelo tapizando el suelo, vistiendo las calles de hojas.

9 , 10 y 11) Como las hojas visten el suelo, las escobas que las barren es como si lo desnudan, como deshilar. También con el viento en "10" se deshila. Así que continuo con la metáfora de que factores relacionados con la moda, con el vestir, desnudan, visten, cosiéndose, deshilarán.

12 y 13) Con el viento de Otoño que es un viento frío, se tiene frío y se tirita, un poco como las hojas que se mueven, así como un bolígrafo/ pluma se mueve por una hoja en blanco dejando su tinta. También indico que los labios de las personas que se aman y que están nerviosos al verse, sus labios tiritan un poco al hablar y enmarco la escena en que se besan. El contacto labios con labios lo expreso como que unos labios se visten con los otros porque el sujeto no usa pintalabios y ella al besarlo le deja pintalabios. Así que es un doble-sentido y otra contraposición.

14, 15 y 16) Sin tu calor me refiero como las hojas que caen con el frío o como que el calor es el amor y los labios de ella le dan amor si lo besan. Por eso si ella no lo besa el sujeto siente frío, siente deseo de besar y de amar.

17, 18 y 19) Soñando con los ojos de ella, azules como el cielo. Callados corazones es que no laten es que no tienen amor, por lo que al soñar con ella siente amor, siente deseo de mar, ella le hace florecer esas emociones.

49 - Si mi agua clara vuela

El crepúsculo que reluce
se empaña entre brillantes nubes
y deja una lluvia de rosas apagadas
que limpia el frío de la madrugada
si cambia la brisa ausente,
y vuelve a taparnos la noche oscura
que trémula en el cielo se baña,
despertarán mis vivas manos
el silencio que tu piel calla
y tu beso que hasta la madrugada me acompaña
si mi agua clara vuela
sentada en la arena que tu mar baña.

Autor: Joancarles Testagorda Garcia poema creado aproximadamente en Mayo, Junio o Julio 2016 en Manresa a los 26 años (Cataluña central).

Si mi agua clara vuela

1) El crepúsculo que reluce
2) se empañaA de brillantesB nubesB
3) y deja una lluvia de rosasC apagadasC
4) que limpia el frío de la madrugada
5) si cambia la brisa ausente,
6) y vuelve a taparnosD la noche oscura
7) que trémula en el cielo se bañaA,
8) despertarán mis vivasC manosD
9) el silencio que tu piel calla
10) y tu beso que hasta la madrugadaE me acompañaA
11) si mi agua clara vuela
12) sentadaE en la arena que tu mar bañaA.

Este poema lo creé un día en el que fui a un bar-restaurante de Manresa en el cual en 2016 iba algunos días a tomar algo allí. Es un poema con poco ritmo en el cual aplico mi estilo de poesía surrealista haciendo metáforas de paisajes y amor o escenas de amor.

EXPLICACIÓN DE MI POEMA VERSO A VERSO:

1 y 2) Enmarco la escena en el crepúsculo de la mañana. Como expreso hay algunas nubes en el cielo, pero son nubes que no ocultan el Sol.

3 y 4) Aquí utilizo un doble sentido con lluvia de rosas apagadas ya que me refiero a que las nubes se vuelven de color rojizo. De modo que utilizo el doble sentido de la lluvia no es de las nubes sino es una lluvia de rosas que es una gran cantidad de rayos de Sol que tiñen las nubes y el cielo de color rojizo. Como expreso, al salir del Sol produce un aumento de la temperatura con lo que se limpia el frío, deja de hacer frío.

5, 6 y 7) En este caso utilizo la expresión de la brisa como la luna que pasa por el cielo como una brisa ya que como menciono en el verso "7" en el cielo se baña la luna. Con el verso "6" le doy continuidad a la escena indicando que se hace de noche y es en la noche en la que sale la luna ya que de día estaba ausente.

8, 9, 10) En "8" me refiero a acariciar la piel de ella. Despertar el silencio es que desaparece con la caricia ya que el silencio lo simbolizo como la soledad. Por eso las manos acarician la piel de ella, además de los besos, es dar amor.

11 y 12) En este caso con agua clara me refiero a mis ojos que se sientan en su arena, en sus ojos marrones con los que ella me mira y por tanto se bañan en mis ojos.
Como se puede ver en mis poemas, lo importante no es en sí la información que se dice en el poema sino que lo importante es la manera con la que se dicen las cosas. Esto es lo que diferencia entre un texto descriptivo y la poesía. Podría haber expresado que amanece, después anochece, hay dos personas que se acarician, se besan y se miran a los ojos. Perdería romanticismo y no nos haría sentir el mismo tipo de sentimiento. La poesía es un juego de palabras que nos permite sentir las palabras mejor que otras formas de expresión oral. La poesía está pensada para sentir no para describir.

50 - Mar en calma

Infinito vuela libre el azul
que parte de la arena
de la arena que le habla al mar de pisadas
y se pierde entre el cielo y el agua de mar,
mar que camina hacia la sedienta tierra
acompaña a tersas velas
a la despierta luna
a sus navegantes
y a sus miradas que se apiadan de mis ojos
miradas que se curten del pasar de sus vidas
y que se abrazan a las huellas
huellas que duermen en la arena
que sueña el camino
trazado por el azul que vive el sueño de mi mirada
y despierta el latido de mi mar en calma.

Autor: JoanCarles Testagorda Garcia, creado el día 14 de Agosto de 2016 a las 19:30 (creé este poema en la playa de Castelldefels, estaba conduciendo y decidí parar y hacer un poema, hice el poema tomando un té en la playa (tengo permiso de conducir des del día 21 de enero de 2010).

Mar en calma

1) Infinito vuela libre el azul
2) que parte de la arena
3) de la arena que le habla al mar de pisadas
4) y se pierde entre el cielo y el agua de mar
5) mar que camina hacia la sedienta tierra
6) acompaña a tersas velas
7) a la despierta luna
8) a sus navegantes
9) y a sus miradas que se apiadan de mis ojos
10) miradas que se curten del pasar de sus vidas
11) y que se abrazan a las huellas
12) huellas que duermen en la arena
13) que sueña el camino
14) trazado por el azul que vive el sueño de mi mirada
15) y despierta el latido de mi mar en calma.

Es un poema con poca rima así que no la he indicado. Es un poema puramente descriptivo en el que describí lo que veía desde la playa.

EXPLICACIÓN DE MI POEMA VERSO A VERSO:

1) Me refiero al mar, el cual como en un cuadro surrealista le aplico un antropomorfismo de como si el mar volara.

2, 3 y 4) Así que se ve el mar desde la arena de la playa hasta el horizonte donde se confunde con el azul del cielo.

5) Describo el mar que va desde la arena hacia el horizonte, como caminando, con las olas que llegan a la arena. Como en la arena no hay agua la indico como sedienta.

6) Como había barcos de vela indico que las olas acompañaban a los barcos de vela.

7) A pesar de ser de día se podía ver la luna en el cielo.

8 y 9) Que se apiadan de mis ojos es que los barcos al alejarse llegan a un punto en el que no los vemos.

10, 11 y 12) Vivir es como navegar que es como caminar. Por lo que al alejarse pasa el tiempo, se curten, aprenden. Hasta que vuelven a la playa en donde dejan los barcos y es por ello que lo expreso como que se abrazan a las huellas que quedan en la arena tras el paso de las personas que caminan por la playa.

13) Soñar el camino es que al caminar vamos hacia donde queremos, el cerebro funciona con un sistema de recompensa con el que intentamos satisfacer nuestros deseos y necesidades.

14 y 15) Me refiero a mis ojos que son azules, por lo que viven el sueño de mi mirada. Generalmente observamos con nuestros ojos aquello que nos interesa, que aprendemos o que queremos, Es por ello que miramos lo que soñamos, lo que deseamos y que nos suscita amor que es como el mar. Por tanto al no ver nada que queremos no somos deseosos de mirar, hasta que vemos algo que nos gusta o que queremos, que deseamos y por tanto nos despierta el latido, nos suscita deseo.

51 - Lluvioso cielo de octubre

Salgo,
salgo a la húmeda y llorica calle
salgo con paraguas despierto
y con ojos alzados
¡ Y es en la ventana dónde brilla y sueña el cielo!
Brilla en la casa grisácea y rojiza
en la que todo el pueblo pasea sus miradas
si acuden a sus problemas
o si votan al orden del mañana.

Salgo,
porque anda el perro lo que mis pies andan
mientras,
cae fría del cielo la vida que hace soñar más a las plantas
así a nuestro frágil mundo aguanta
realmente así se hace la política del mañana
porque para dar calma hay que dar pan
para dar pan primero hay que dar agua
para soñar la vida no basta con amarla
para tener el cielo hay que tener alma.

Solloza con lágrimas de agua el viento
y con su nana mece árboles que con hojas visten su lamento
e intenta dormir mi paraguas
¡No te partas paraguas, no!
Que son mis pasos los que han de partir
y buscar un cielo de madera
con el que sueña mi alma
y que abrigue mis ojos hasta el alba.

A casa regreso,
y es en la ventana que besa el hermoso cielo
donde se guarda mi vivo azul
al que rezo para que traiga calma a mi alma.

Autor: JoanCarles Testagorda Garcia, creado el día 6 de Octubre de 2016 de las 18:00 a las 19:59 (creé este poema en menos de 2horas porque creé los primeros versos al pasear los perros y después cuando volví a mi casa acabé de crear el poema) en el Pi de Sant Just (25286 en casa de mis padres, a mis 26 años).

Lluvioso cielo de octubre

1) Salgo,
2) salgo a la húmeda y llorica calle
3) salgo con paraguasA despierto
4) y con ojosB alzadosB
5) ¡ Y es en la ventanDa dónde brilla y sueña el cielo!
6) Brilla en la casa grisáceaE y rojiza
7) en la que todo el pueblo paseaE sus miradasA
8) si acudenC a sus problemasA
9) o si votan al ordenC del mañanaD.

10) Salgo,
11) porque andaG el perro lo que mis pies andan
12) mientrasC,
13) cae fría del cielo la vidaG que hace soñarF más a las plantasC
14) así a nuestro frágil mundo aguanta
15) realmente así se hace la política del mañana
16) porque para darF calmaH hay que darF pan
17) para darF pan primero hay que darF agua
18) para soñarF la vida no basta con amarla
19) para tener el cielo hay que tener almaH.

20) Solloza con lágrimasA de agua el vientoI
21) y con su nana mece árboles que con hojasA visten su lamentoI
22) e intenta dormir mi paraguasA
23) ¡No te partasA paraguasA, no!
24) Que son mis pasosB los que han de partir
25) y buscar un cielo de madera
26) con el que sueña mi alma
27) y que abrigue mis ojoBs hasta el alba.

28) A casa regresoJ,
29) y es en la ventana que besa el hermosoJ cielo
30) donde se guarda mi vivo azul
31) al que rezo para que traiga calmaH a mi almaH.

Es un poema sin rima. Creé este poema el día 6 de Octubre de 2016 (como indico en la parte posterior de cada poema) mientras paseaba los perros. Salí de casa (es la casa adosada de mis padres en la que viví de

2006 a 2019 (excepto del 18/3/2014 al 17/3/2015)) para pasear los perros y llovía. El ayuntamiento se encuentra a unos 150metros de la casa. Es un edificio rojizo y gris como indico en el poema, y ese día el cielo se reflejaba en la ventana del ayuntamiento, me pareció bonito así que decidí crear un poema.

EXPLICACIÓN DE MI POEMA VERSO A VERSO:

1 y 2) Me refiero a que llovía por eso son como lágrimas que caen del cielo.

3) Despierto es abierto.

4) Me refiero a que miraba al cielo, con ojos alzados hacia el cielo.

5) En la ventana del ayuntamiento se reflejaba el cielo.

6) La casa grisácea y rojiza es el edificio del ayuntamiento de la plaza de la Olivera del Pi de Sant Just. La casa de mis padres que dijeron que ya vendieron (aproximadamente en 2023), se encuentra a unos 150 metros del ayuntamiento. Es una casa adosada.

7, 8 y 9) En el ayuntamiento es donde la gente va para hacer papeles, a votar etc. es lo que expreso en "7, 8 y 9".

10 y 11) Como indico llevaba los perros atados así que el perro (perros) anda lo que yo ando.

12 y 13) Mientras llueve. El agua de la lluvia sostiene la vida, permite que las plantas, nosotros y todo el ecosistema tenga agua para sobrevivir. Hidratarse para por ejemplo hacer el ciclo de Krebs (el cual libera agua como residuo) con el que el metabolismo celular alimenta la célula. (Explico el ciclo de Krebs en mis libros por ejemplo en la Parte3 Como se produce el Párkinson, el Alzheimer, la consciencia y la magneto-recepción. Auto-publicado el día 9 de Febrero de 2023 ISBN13-9798375315560).

14 y 15) Si no hubiera agua, sino lloviera ningún ser vivo o casi ningún ser vivo podría vivir, por lo que dependemos del agua. En el verso "15" indico que pensamos que muchas de las decisiones políticas nos permiten controlar la sociedad, pero de hecho la sociedad se adapta a los recursos naturales que tiene. Sin lluvia no habría nada que gobernar. Por ejemplo podemos decidir construir un edificio, pero un terremoto lo haría caer así que no es siempre lo que la sociedad decide. La naturaleza, Dios (yo creo en Dios) nos gobiernan.

16, 17, 18 y 19) Nuestra agricultura es climato-dependiente (al menos por ahora). De modo que si no hubiera lluvia no habría trigo y sin trigo no habría pan (como se hace habitualmente en estas regiones europeas). No es suficiente con decir que el mar, los árboles o el cielo son bonitos, hay que saber respetarlos para mantener el ecosistema actual.

20, 21 y 22) Al cabo de un tiempo de ir paseando los perros, empezó ha hacer viento, por lo que el viento traía consigo gotas de lluvia, lágrimas. Además este fuerte viento mecía los árboles, algunas de sus hojas empezaron a caer e incluso mi paraguas se cerraba. Por eso indico que dormía mi paraguas ya que en el verso "3" indico que mi paraguas estaba despierto.

23, 24 y 25) Indico que el viento casi parte el paraguas y aquí utilizo un doble sentido a partir porque utilizo partir de romperse con el paraguas y partir de tener que ir, en este caso tener que ir a casa. La casa de mis padres (donde yo vivía) tiene un techo de madera (por ejemplo mi habitación y toda la planta superior a la planta de los dormitorios está hecha de madera de color claro) que es lo que indico en el verso "25".

26) En este caso el hecho de querer ir lo indico como soñar.

27) Para quedarme en casa hasta el siguiente día.

28, 29, 30 y 31) Como volví a casa, volví a pasar por el lado del ayuntamiento y el cielo aun se reflejaba en la ventana. Como llovía mucho entonces ya quería que dejase de llover tanto, por lo que le doy un doble sentido a rezar que en este caso es pedir que cesase de llover ese día pero que también diese paz a mi alma, pues en general se reza para pedir algo que se quiere al cielo como para tener paz y amor en la vida.

52 - No por no verte…

No por cerrar despiertos ojos
se marchitarán libres las viejas estrellas
y no por no verte
se apagará la luna hambrienta de Sol.

No por no verte
no riegas las flores mustias
que florecen vivas en mi árido corazón
y que vierto en tus yemas
para brindar con su calidez nuestro amor.

No por no ver el llanto de mis yemas en tu pelo
se ahoga la llama que enciende el anhelo
en el que quema vivo el cielo
vertiéndose como agua en mi sueño.

No por no verte
no riegas las secas palabras
con las que de ti se baña mi temblorosa voz.
No por no verte
no tengo miedo de perder tu latido
que florece en mi yerto corazón.
No por no verte apagas tu luz
con la que alumbras mi oscuro corazón.

No por no besarte antes
despierto soñaré que te pido perdón.
No por no verte
te irás antes de mi corazón.

No por no verte
se marchitarán las estrellas
que sostengo libres en mis ciegas yemas
para que alumbren mi oscuro corazón.

Autor: JoanCarles Testagorda Garcia, poema creado el día 5 de Noviembre de 2016 a las 18:03 en el Pi de Sant Just (25286 en casa de mis padres, a mis 26años).

No por no verte…

1) No por cerrar despiertos ojos
2) se marchitarán libres las viejasD estrellasD
3) y no por no verte
4) se apagará la luna hambrienta de Sol.

5) No por no verte
6) no riegasD las flores mustiasD
7) que florecen vivasD en mi árido corazón
8) y que vierto en tus yemasD
9) para brindar con su calidez nuestro amor.

10) No por no ver el llanto de mis yemas en tu peloA
11) se ahoga la llama que enciende el anheloA
12) en el que quema vivo el cieloA
13) vertiéndose como agua en mi sueño.

14) No por no verte
15) no riegasD las secasD palabrasD
16) con las que de ti se baña mi temblorosa voz.
17) No por no verte
18) no tengo miedo de perder tu latido
19) que florece en mi yerto corazón.
20) No por no verte apagasD tu luz
21) con la que alumbrasD mi oscuro corazón.

22) No por no besarte antes
23) despierto soñaré que te pido perdónB
24) No por no verte
25) te irás antes de mi corazónB.

26) No por no verte
27) se marchitarán las estrellasD
28) que sostengo libres en mis ciegasD yemasD
29) para que alumbren mi oscuro corazón.

Es un poema con poca rima. El sujeto no tiene una relación amorosa con la chica y además no se ven porque no frecuentan los mismos entornos.

EXPLICACIÓN DE MI POEMA VERSO A VERSO:

1, 2, 3 y 4) Despiertos son abiertos. Se marchitarán es que se irán del cielo como estrellas fugaces. Si los rayos de Sol no se reflejan en la Luna no la vemos. En marco la escena por la noche, por lo que también me refiero a que no por que no haga de día la olvidará, la dejará de querer. Me refiero a que no por que no vea la chica no la quiere.

5 y 6) Las flores simbolizan la primavera y si están mustias es que no hay amor correspondido, aunque la quiere y es por ello que siente amor por ella en su corazón que (el corazón es árido porque el amor todavía no es correspondido). Las flores simbolizan el deseo, no por no verla no significa que no la desee.

7, 8 y 9) Como siempre dar la flor significa decir "te quiero" hacer una declaración de amor por lo que el sujeto "vierte" que es como dejar delicadamente, y deja flores en las manos de ella, en las yemas de las manos de ella para decirle que la quiere.

10) El llanto es el llorar y llorar es pedir o desear. Por lo que el llanto de sus yemas en su pelo es el deseo de acariciarle el pelo. Me parecen momentos muy románticos.

11, 12 y 13) Me refiero a apagar el deseo, a satisfacer el deseo. Si el deseo es como una llama, esta se apaga al ahogarlo. Es lo que expreso en "12" y "13". Nótese la contraposición que hago otra vez con quema y agua para indicar que el deseo como llama, ella lo puede apagar con agua.

14, 15 y) Ya en el verso "6" indico que a pesar de que no se vean ella riega sus flores que es que ella mantiene el deseo que él siente por ella. En este caso lo que él quiere es hablarle a ella y como está nervioso (si estuviera ante ella le temblaría la voz). Quiere decirle palabras de amor pues ella riega su deseo. Nótese la contraposición entre secas/regar/bañar.

17, 18 y 19) No porque no la vea, no deja de desearla de quererla que es perder su latido.

20 y 21) Como ya expuse en mis otros poemas la luz es el amor, el amor que siente es la luz de su corazón, que a pesar de no verla, esta luz no se apaga.

22, 23, 24 y 25) Le pide perdón por no besarla todavía en el caso de que ella corresponda. Irse del corazón es olvidarla.

26, 27, 28 y 29) Cierro el poema haciendo alusión a lo que ya expresé al comienzo en los primeros versos de que las estrellas no se van del cielo a pesar de no verla. El hecho de que haya estrellas en el cielo es decir que hay luz en la oscuridad, pues hay amor, hay deseo a pesar de que aún no tengan una relación de amor. Al sentir amor, deseo por ella, lo expreso como que sostiene las estrellas con sus dedos, con sus yemas. De hecho es que como la desea mucho ese deseo produce el amor que siente por ella, con eso se alumbra su corazón.

53 - Y…

¿Y ha de caer mi verso profundo como el silencio de la noche o como la gota que quita la sed?
¿Y ha de quererme el beso tuyo?
¿Y he de querer el beso tuyo
o ver como se desangran mis latidos
como la ya seca flor?

¿Y querrás y necesitarás el beso mío?
¿Y he de abrigarme en tus senos
o desnudarme de tus labios,
para ver cómo se marchitan lágrimas de anhelo entre silencios
y ver cómo marchita la razón mía por vivir sin tu corazón?

¿Y tu corazón he de quererlo como tesoro mío
o desdibujarlo del mío
porque te irás
como del blanco parten los colores cuando las nubes lloran al Sol?
¿Te irás como lápiz del papel y me dejarás como él,
solo pero con dulces versos marcados en la piel?
¿O me querrás y abrirás tu mundo al cielo de mi corazón?

Autor: JoanCarles Testagorda Garcia, creado el día 9 de Noviembre de 2015 a las 20:59 en el Pi de Sant Just (25286 en casa de mis padres donde vivía, a mis 25años).

Y...

1) ¿Y ha de caer mi verso profundo como el silencio de la noche o como la gota que quita la sed?
2) ¿Y ha de quererme el beso tuyo?
3) ¿Y he de querer el beso tuyo
4) o ver como se desangran mis latidos
5) como la ya seca flor?

6) ¿Y querrás y necesitarás el beso mío?

7) ¿Y he de abrigarme en tus senos
8) o desnudarme de tus labios,
9) para ver cómo se marchitan lágrimas de anhelo entre silencios
10) y ver cómo marchita la razón mía por vivir sin tu corazón?

11) ¿Y tu corazón he de quererlo como tesoro mío
12) o desdibujarlo del mío
13) porque te irás
14) como del blanco parten los colores cuando las nubes lloran al Sol?
15) ¿Te irás como lápiz del papel y me dejarás como él,
16) solo pero con dulces versos marcados en la piel?
17) ¿O me querrás y abrirás tu mundo al cielo de mi corazón?

Es un poema con poca rima, con poco ritmo. Como ya indico en el título "Y..." expreso continuidad. "Y" es un conector que se utiliza en frases coordinadas para expresar continuidad. En este caso el sujeto le pide a la chica si debe continuar queriéndola para que estén juntos o bien si debe olvidarla, de hecho le dice que la quiere y le pregunta si ella lo quiere.

EXPLICACIÓN DE MI POEMA VERSO A VERSO:

1) Con mi verso profundo me refiero a que es el amor profundo que él siente. Escribimos a quien amamos. El silencio de la noche es el desamor, la falta de luz, por la noche no hacen el amor si la noche es silenciosa. La gota que quita la sed me refiero a la sed de mar, al deseo.

2 y 3) Le pide si debe de quererla y desear que se besen y si ella lo quiere.

4 y 5) Cuando un corazón no tiene sangre, se muere, como el amor se muere si no hay deseo. La flor simboliza la primavera y la primavera simboliza el amor. Así que si está seca, es que no hay amor.

6) Le pregunta si ella lo quiere y si lo querrá.

7 y 8) Utilizo una contraposición con abrigarme y desnudarme. Le pregunta si debe de estar con ella o bien si debe de dejarla, desear su cuerpo u olvidarla.

9) Si debe de dejarla, deberá ver como llora por ella.

10) La razón se marchita dejando la locura la cual es la incertidumbre, es no saber a quien amar.

11, 12 y 13) Le sigue preguntando si debe de quererla, de desearla o bien si debe olvidarla porque se irá, porque lo dejará.

14, 15 y 16) Si lo dejará como una hoja en blanco, sin colores igual que cuando hay Sol y llueve (nubes que lloran) por lo que sale el arco iris. O como una hoja en la que se escribe y lo que se escribe queda allí, como un amor que queda allí, que todavía se siente a pesar de la separación.

17) Con el cielo me refiero al deseo y al amor. Así que simplemente le pregunta si ella le corresponderá.

54 - Te quiero

Hoy el cielo olía a rosas rojas
perfumado de rojizo se sonrojaba
quizás se sonrojaba porque la noche ya empezaba a desnudar la luna
que respiraba temprana
como tus yertas mejillas
si en ellas florecen mis rojos labios
si en ti mis yemas respiran,
ancladas en el mar de tu piel desnuda.

¿Para eso me quieres mi ruiseñor?
-No,
te quiero para que aniden mis palabras en tu oído
y para que coseches mi latido
que sembré cuando te hablé con el corazón.

Autor: JoanCarles Testagorda Garcia, creado el día 10 de Noviembre de 2016 a las 20:03 en el Pi de Sant Just (25286 en casa de mis padres, a mis 26años).

Te quiero

1) Hoy el cielo olía a rosasA rojasA
2) perfumado de rojizo se sonrojabaB
3) quizá se sonrojabaB porque la noche ya empezabaB a desnudar la lunaD
4) que respirabaB tempranaD
5) como tus yertasA mejillasA
6) si en ellasA florecen mis rojosC labiosC
7) si en ti mis yemasA respiran,
8) ancladasA en el mar de tu piel desnuda.

9) ¿Para eso me quieres mi ruiseñor?
10) -No,
11) te quiero para que aniden mis palabras en tu oído
12) y para que coseches mi latido
13) que sembré cuando te hablé con el corazón.

En este poema exprese que el sujeto quiere a la chica pero que ella puede pensar que el sujeto solamente quiere acostarse con ella. Por eso ella le pregunta al sujeto como si el sujeto fuera un ruiseñor. La verdad es que la quiere de verdad. Es un poema con poco ritmo.

EXPLICACIÓN DE MI POEMA VERSO A VERSO:

1 y 2) Enmarco la escena en un atardecer en el que los amados se besan. Por eso digo que el cielo es rojizo en el verso “2” y que huele a rosas rojas creando un efecto sinestésico entre el olor de la rosa y ver la rosa.

3) Aquí le doy continuidad a la escena porque expreso que ya empieza a anochecer.

4, 5 y 6) Expreso el hecho de que se ve la luna y que las mejillas de la chica se sonrojan porque en “6” expreso que el sujeto la besa. Vuelvo a utilizar los labios como pétalos en los que en este caso florecen, besan, dan amor.

7 y 8) Con anclar me refiero a permanecer. Las yemas son las puntas de los dedos, así que me refiero a que el sujeto la acaricia. Respirar es vivir, por lo que si respiran es que sienten su piel, la viven. Como un barco que acaricia el mar anclado en la orilla.

9) Aquí ella le pregunta si el sujeto solamente la quiere para satisfacer su deseo sexual.

10) Él responde claramente que no.

11, 12 y 13) Le dice que la quiere para estar con ella, para amarla, para hablarle con el corazón. Ella hace que su corazón lata más rápido, lo hace vivir. Así que siembra sus latidos, le da amor a ella besándola y acariciándola por ejemplo. Por eso él siembra amor para que ella coseche el amor que él siembra. Hablar con el corazón es decir la verdad, es decir lo que se siente sin mentir.

55 - La muerte más bella

Bella, llora mi pena bella
que muertos ya yacen mis dedos en mi yerto pecho
entre lágrimas de luz de luna y llantos de estrella
que susurran en la apagada noche
en la que abandoné mi frágil doncella.

Bella, llora mi pena bella
que ya icé mis ya tibias velas
de mi barco que antaño se ahogó en tu tierra
dejándote en tu oscuro camino la amarga pena
de vivir muriendo sin la luz de tu estrella.

Silenciados mis ya cansados pasos
en tu corazón seguirán como amarga huella
dije un día:
- Contigo la vida es plena
- Pero sin ti la muerte me espera.

Bella, llora mi pena bella
que gélido se vierte entre laderas el Sol
ahora que te vas del día sin mi beso que cada noche te espera
muerta de ti mi alegría
he izado mi vivo latido de cielo de tu mar
esperaré que el viento traiga de nuevo tus alas a mi cielo
y liberaré otra vez mis velas en tu mar,
ahora que lloras también por dentro
por ti más fuerte brillaré en el cielo
sobretodo los días que como siempre tu tan bella
llores mi pena bella.
La muerte más bella es aquella en la que te vas
y por ti llora de pena la más hermosa de las doncellas.

Autor: JoanCarles Testagorda Garcia, creado el día 16 de Noviembre de 2016 a las 19:21 en el Pi de Sant Just (25286 en casa de mis padres, a mis 25años).

La muerte más bella

1) BellaA, llora mi penaD bellaA
2) que muertosC ya yacen mis dedos en mi yerto pecho
3) entre lágrimas de luz de lunaD y llantosC de estrellaA
4) que susurran en la apagada noche
5) en la que abandoné mi frágil doncellaA.

6) BellaA, llora mi pena bellaA
7) que ya icé mis ya tibiasB velasB
8) de mi barco que antaño se ahogó en tu tierra
9) dejándote en tu oscuro camino la amarga pena
10) de vivir muriendo sin la luz de tu estrellaA.

11) SilenciadosC mis ya cansadosC pasosC
12) en tu corazón seguirán como amarga huellaA
13) dije un día:
14) - Contigo la vida es plena
15) - Pero sin ti la muerte me espera.

16) BellaA, llora mi pena bellaA
17) que gélidoE se vierte entre laderasB el Sol
18) ahora que te vasB del día sin mi beso que cada noche te espera
19) muerta de ti mi alegría
20) he izado mi vivo latidoE de cielo de tu mar
21) esperaréF que el viento traiga de nuevo tus alasB a mi cielo
22) y liberaréF otra vez mis velasB en tu mar,
23) ahora que llorasB también por dentro
24) por ti más fuerte brillaréF en el cielo
25) sobretodo los díasB que como siempre tu tan bellaA
26) llores mi pena bellaA.
27) La muerte más bellaA es aquellaA en la que te vasB
28) y por ti llora de pena la más hermosa de las doncellasA.

Hay mucha repetición (iteración) de palabras, lo cual es un recurso para reforzar la expresión (como ya expliqué en mis libros de la serie "Fisiología Magna"esto lo hago porque se incrementan las conexiones neuronales). Hay poco ritmo. Como se puede observar, en vez de escribir el nombre de una chica, de la amada del sujeto que muere, lo que hago es utilizar la expresión "bella". Así indico que es su amada, que es afectivo con ella porque le dice que es bella. En el poema quise expresar la muerte de alguien que es el sujeto del poema. Y como su amada llora porque el sujeto ha muerto. Así que trato el tema del amor desde una perspectiva en la que el sujeto está muerto pero que a pesar de la muerte todavía hay amor. Así que el sujeto le dice a su amada lo mucho que la ama y lo mucho que la ha amado además de lo bello que ha sido vivir con ella. Se siente orgulloso del amor vivido y de su amada.

EXPLICACIÓN DE MI POEMA VERSO A VERSO:

1) En el primer verso expreso que él se refiere a ella como "bella" y le doy un doble sentido porque él muere pero para él también es bello ver que ella llora su muerte, que ella llora su pena.

2) Describo que a él lo han enterrado con las manos cruzadas en su pecho. Como se simboliza el latir del corazón como vivir, entonces describo que su pecho está muerto porque su corazón se ha parado.

3) Aquí enmarco la escena por la noche pero además me refiero a las personas que lloran por su muerte.

4) Como la luz es el amor, ahora con su muerte la noche está apagada.

5) Como con la muerte hay la separación, entonces expreso que es como si él la hubiera abandonado. A pesar de ello es la muerte la que los separa.

6, 7, 8) Como se ha muerto, es como un barco que ya no navegará más, por lo que iza sus velas. En "8" expreso que el barco se ahogó como que el barco se ancló en sus tierras, en las tierras de ella donde se amaban.

9 y 10) Como el camino es la vida, ahora estando él muerto la deja sin amor, sin luz, por eso la deja con un oscuro camino. Como el amor es la luz, él la iluminaba con su luz, como una estrella que guía: Pero ya muerto la dejó sin estrella.

11 y 12) Como vivir es como caminar, sus pasos se silenciaron al morir, pero no los de ella porque ella todavía vive, todavía camina.

13, 14 y 15) Aquí le habla de cuando le dijo un día que la quería y que sin ella, sin el amor de ella él se moriría.

16 y 17) El amor proporciona calor, así que enmarco la escena como en un día gélido en el que el Sol se empieza a irse por el horizonte, como si fuera un líquido que se virtiera. 18) Siempre se besaban antes de dormir, y siempre le decía "te quiero", ya muerto como el Sol que se va ya no tendrá su luz, su amor.

19 y 20) Vuelvo a expresar que como un barco que no navega, izó sus velas. Hago una doble metáfora porque expreso que el barco que navega es el amor, como el latir de un corazón que ahora muerto ya no late, ya se ha izado. Como también expreso el amor como el cielo, expreso el hecho de navegar por el cielo, de vivir el amor.

21 y 22) Ahora esperará a que ella se muera para estar con ella en el cielo, como si ella fuera un ángel que va al cielo para amarlo. Por eso cuando eso ocurra él volverá a desplegar sus velas, como un ángel abre sus alas para volar, como un barco despliega sus velas para navegar.

23, 24, 25 y 26) Ahora que se ha muerto y que ella llora por él, él la seguirá queriendo y brillando más fuerte para poder guiarla, para poder protegerla.

27 y 28) Tal cual lo expresé, él se siente orgulloso de que ella lo quiera mucho y de que ella llore su pena porque quiere decir lo mucho que lo quería.

56 - Silencios

Silencios tardíos como espejos que buscabas
mueren en el camino que olvida nuestros pasos,
el silencio calla los versos de tus labios
calla nuestras ya huérfanas manos por pintar cielos en los que soñába-
mos,
los labios se parten en vano
porque ya ninguna palabra crece más que el silencio.

Primavera marchita de rojo de nuestros labios
y que callas días de nuestros frágiles calendarios
porque esperan la miel de un te quiero en nuestros labios
despierta con brisas de miradas el anhelo que inundaba nuestros calendarios.

Silencios con los que soñabas
en aprisionadas miradas de noche clara
ahora queman como rosas de fuego en desnudas yemas
tristes como olas que ondean atadas en playas
que sin reflejos de barcos de luz
se castigan bañándose de oscuridad y de dolor
sedientas de sombríos labios ya secos
y de faros perdidos en pieles sin eco
esperando el perdón y la lágrima que me digan te quiero.

Autor: JoanCarles Testagorda Garcia, creado los días 10 de Noviembre de 2015 las dos primeras estrofas y la última estrofa el día 7 Febrero 2016 a las 2:00am (unidas el día 14/12/2016) en el Pi de Sant Just (25286 en casa de mis padres).

Silencios

1) SilenciosA tardíosA como espejosA que buscabasB
2) mueren en el camino que olvida nuestrosA pasosA,
3) el silencio calla los versosA de tus labiosA
4) calla nuestrasB ya huérfanasB manosA por pintar cielosA en los que soñábamosA,
5) los labiosA se parten en vano
6) porque ya ninguna palabra crece másB que el silencio.

7) Primavera marchita de rojo de nuestrosA labiosA
8) y que callasB díasB de nuestrosA frágiles calendariosA
9) porque esperan la miel de un te quiero en nuestrosA labiosA
10) despierta con brisasB de miradasB el anhelo que inundaba nuestrosA calendariosA.

11) SilenciosA con los que soñabasB
12) en aprisionadasB miradasB de noche clara
13) ahora quemanC como rosasB de fuego en desnudasB yemasB
14) tristesD como olasB que ondeanC atadasB en playasB
15) que sin reflejosA de barcosA de luz
16) se castiganC bañándose de oscuridad y de dolor
17) sedientasB de sombríosA labiosA ya secosA
18) y de farosA perdidosA en pielesD sin eco
19) esperando el perdón y la lágrima que me diganC te quiero.

Tiene bastantes rimas externas pero no tiene mucho ritmo. Es un poema de desamor, de olvido.

EXPLICACIÓN DE MI POEMA VERSO A VERSO:

1) Silencio tardío es el hecho de que con el olvido se silencia el amor, se reduce el sufrimiento de la separación. Los espejos son los ojos. Son los ojos que el sujeto buscaba. Tardío porque tarda en olvidarla, más tarda más sufre.

2) Mueren los espejos que buscaba el sujeto, quiere decir que ya se separaron y ahora lo que vive ya no es sufrimiento por lo que hace su camino, vive.

3) Como ahora ya no sufre por ella, se silenció el deseo de besarla, de querela y el deseo de decirle lo mucho que la quería (los versos).

4) Cuando las manos ya no tienen a quien acariciar, están solas, así que lo expreso como manos huérfanas. Pintar es pensar, es imaginar. Pintar cielos en los que soñaban es planear su futuro juntos.

5 y 6) Como ya no es están juntos, ya no se besan y ya no le dice que la quiere, que la ama y lo bella que es. Así que ahora los labios se parten en vano porque ya no hablan de amor.

7) La primavera es el amor. La primavera se simboliza con las flores, así que estas se marchitan y con ella se marchita la primavera. Los pétalos así como los labios son rojos, por eso utilizo esta metáfora de que al no haber amor ya no se besan, se marchitó el amor y con él se marchitaron los besos.

8, 9 y 10) Olvida lo vivido con ella porque ahora espera amar a otra chica, así que ahora quiere mirar fijamente los ojos de otra chica, besarse con otra chica y decirle sinceramente "te quiero".

11) En este caso le doy un doble sentido a "silencio" porque lo expreso como calmar el deseo de amar y lo expreso como el silencio que había cuando se besaban, cuando hacían el amor.

12) Aprisionadas porque significa las ganas que se tienen de mirar y observar la persona que se ama, el deseo de mirar esa persona y verse reflejado en sus ojos. De noche clara porque el amor alumbra la oscuridad y porque por la noche hacían el amor con su amada.

13) Dar la rosa o las rosas lo expreso como decir "te quiero". Como ahora no está con la persona que amaba, ahora las rosas queman, hacen daño, por eso son como rosas de fuego porque ahora no será él quien la ame. Desnudas yemas son los dedos, la punta de los dedos con la que sujetamos los objetos.

14) Como expreso que el amor es el mar, como las olas se atan en la playa significa que no van o están en el mar de amor, se quedan en la playa donde no hay amor. Ondean por las banderas de la playa que indican que por ejemplo no se puede bañarse en el mar debido a su peligrosidad.

15 y 16) Como no se puede ir al mar del amor, como no se puede amar, entonces no hay barcos en el mar, no se ven estos barcos que aman el mar. En "14" y "15" también me refiero que los ojos de ella son como el mar. Así que si no hay mar las olas se quedan en tierra como los barcos. Los barcos de alta mar se anclan en la orilla cuando llegan a ver la tierra gracias a los faros de luz. Por eso indico barcos de luz porque en este caso invierto el sentido de que lo que se buscan son los barcos que están en el mar, que viven el amor, en vez de buscar los faros. Nótese que como no hay mar, no se mira los ojos de ella que son como el mar, no se vive el amor, de modo que los ojos miran hacia el suelo, hacia la tierra que es la playa. Por este motivo en "16" indico que no se bañan de mar, no se bañan de la luz de los ojos de ella, sino que se castigan con la oscuridad, con el dolor.

17) Sedientas de besos. Al besarse los labios se humedecen, por lo que sin besos están secos.

18) Con faros perdidos me refiero a que ahora sin ella es como un barco que no sabe donde ir. Por eso son pieles sin eco debido a que ahora su piel no toca la piel de ella, no hay eco, sus caricias no vuelven pues ya no se acarician mutuamente.

19) A pesar del olvido, de que desea olvidarla, lo que quiere es que ella o Dios le perdone y así poder buscar un nuevo amor.

57 – Ilumina las diez mil oscuras olas

Juega la luz encendida en el mar
en forma de cariñosa luna
que se divierte tiñendo de vida
las diez mil oscuras olas del mar.
Ilusionando mis alegres ojos y mi vivo rostro
si cariñosa la luna me acaricia
como su luz acaricia las olas del mar,
acaricia colores y las miradas que conquistan los vientos
que traen tus labios con los que me dices que me amas.

Olas como muertos silencios que cabalgan en el mar
en acantilados se rompen como rosas de hielo,
brilla limpia la noche de cristales alados
iluminando los besos que cuentan lo mucho que nos amamos
perdidas están nuestras manos si no nos arraigamos
como ojos errantes en ventanas cansadas
pues en nuestras pieles dejémoslas volar libres y aladas
como si florecieran en tierras de versos enmudeciendo el silencio
como cantares distantes de aladas estrellas
y apagarnos si muere nuestra luz
dejando una gran estela como solo lo hacen las más bellas.

Autor: JoanCarles Testagorda Garcia, creado los días 14-11-2016 a las 20:15 y 15-12-2016 en el Pi de Sant Just (25286 en casa de mis padres, a los 26 años).

Ilumina las diez mil oscuras olas

1) Juega la luz encendida en el mar
2) en forma de cariñosa luna
3) que se divierte tiñendoD de vida
4) las diez mil oscurasA olasA del mar,
5) IlusionandoD mis alegresC ojosB y mi vivo rostro
6) si cariñosa la luna me acaricia
7) como su luz acaricia las olasA del mar,
8) acaricia coloresC y las miradasA que conquistan los vientosB
9) que traen tus labiosB con los que me dicesC que me amasA.

10) OlasA como muertosB silenciosB que cabalganE en el mar
11) en acantiladosB se rompen como rosasA de hielo,
12) brilla limpia la noche de cristalesC aladosB
13) iluminandoD los besosB que cuentanE lo mucho que nosB amamosB
14) perdidasA están nuestrasA manosB si no nos arraigamosB
15) como ojosB errantesC en ventanasA cansadasA
16) puesC en nuestrasA pielesC dejémoslasA volar libresC y aladasA
17) como si florecieranE en tierrasA de versosB enmudeciendoD el silencio
18) como cantaresC distantesC de aladasA estrellasA
19) y apagarnosB si muere nuestra luz
20) dejandoD una granE estela como solo lo hacen las másA bellasA.

El día 14-11-2016 estaba chateando por internet con una chica (no tengo ni he tenido nunca ninguna relación amorosa con esa chica, simplemente chateé, no la conocía ni la conozco pues solamente hablamos uno o dos días, no es mi tipo) y salió el tema de que yo escribía poesía. Para que ella viese que yo escribía poesía y que no busco versos por internet ni nada de eso (odio a los ladrones y odio a los mentirosos) le dije que ella seleccionase 10 palabras con las que yo haría versos. Me dijo palabras como: encendida, diez mil, conquistar, ilumina etc. en unos 10 minutos escribí la primera estrofa de 9 versos. Siempre escribo muy rápidamente, unos 20 versos los escribo en unos 30 minutos. Después reescribo el poema por ejemplo en el ordenador, y hago los últimos retoques como por ejemplo añado algún adjetivo en algunos casos. Muchas veces dejo los versos como los pensé la primera vez. Ya en Diciembre 2016 pensé en escribir un poema y como ya había escrito los 9 versos, decidí crear otra estrofa. Así es como creé este poema.

El poema es un poema de amor correspondido y consciente, en el que principalmente utilizo como metáfora el mar y la luna que se refleja en el mar. Es un poema con poca rima en la primera estrofa porque escribí bastante rápido pero la segunda estrofa tiene más ritmo.

EXPLICACIÓN DE MI POEMA VERSO A VERSO:

1) La luna se refleja en el mar. Con jugar me refiero a que la luna pasa por el firmamento mientras se refleja en el mar y las olas mueven su imagen la cual se refleja en las olas. Con el paso de las olas se mueve su imagen, como los niños que juegan en las olas del mar a saltar las olas. Es una luz encendida porque la luna emite luz, de hecho refleja la luz del Sol.

2) Aquí ya expreso que la luz encendida que juega en el mar es la luna. Juega como infantes en el mar, de forma inocente y cariñosa pues.

3 y 4) Como la luz ilumina las olas estas olas las podemos ver, así que es como si estuvieran vivas, vemos su movimiento. Y como es la luna la que las ilumina entonces expuse que tiñe de vida. Teñir es dar color, el color aparece con la luz.

5) La persona que ve la escena, el sujeto, piensa que es una bella escena y por tanto siente algo bello. La luna también ilumina el rostro de la persona y es por ello que utilizo el doble sentido de que le ilumina la mirada por ver algo bello, da vida a su rostro también.

6 y 7) La luz que nos toca puede ser cálida y es cálida como una caricia. Por este motivo la luz acaricia. Como es la luna la que emite (re-emite, refleja) esta luz entonces es la luna la que acaricia el rostro del sujeto así como acaricia las olas del mar (las diez mil oscuras olas del mar).

8 y 9) Por tanto enmarco la escena por la noche en un día de luna que ilumina y además en la que el sujeto y una chica se besan. Hago una metáfora el viento que trae gotas que besan el suelo con que el sujeto y la chica se besan. La luz hace que veamos los colores, y como ya dije es como que acaricia, así que lo utilizo como un juego de palabras (con frecuencias de luz visible que es aproximadamente de unos 750nanometros hasta unos 380nanometros).

10 y 11) El olvido es el silencio. Con el mar también me refiero al tiempo, mar de tiempo. Lo que no se ilumina, no lo vivimos, permanece en la oscuridad. Así que las olas del mar del tiempo que no vemos, que no vivimos, no las sentimos. Cabalgan por el mar, como que son llevadas por el viento y por las corrientes marinas. Las olas que chocan contra los acantilados, hacen un fuerte ruido, como rosas de hielo que se rompen. Con estos versos utilizo un doble sentido, lo que no vemos y no vivimos, es como si no existiera, son como amores que no vivimos, como rosas de hielo. Como los "te quiero" que no dijimos y por tanto no vivimos el amor que hubiéramos podido vivir.

12) Como hay una gran luna que ilumina la noche, es una noche limpia, sin nubes, y es por ello que vemos las estrellas que son los cristales alados. Alados porque es como si viajasen por el cielo.

13) Al haber una noche clara, ellos son iluminados, se ilumina como se besan.

14) Aquí utilizo la metáfora de los árboles que se arraigan a la tierra y el hecho de que se tienen de las manos, se unen. Si sus manos estuviesen solas, no estarán unidas estarían como desarraigadas.

15) Cuando se espera o cuando no se busca nada en particular, se mira por la ventana y se busca algo que querer observar, por eso los ojos errantes son los que no miran fijamente. Los ojos pueden ser como ventanas. Así que si no se ven los ojos de quien se ama, no se fijan los ojos en sus ojos, por lo que se mueven para buscar a quien observar, para buscar a quien amar. Me refiero a buscar alguien a quien amar. Cansadas porque cuando no se encuentra el amor la persona se desespera, se cansa. Pero no es el caso de ellos, sería el caso de ellos si no estuvieran juntos.

16) Me refiero a que las manos perdidas, que las dejen en sus pieles volar, que se acaricien el uno al otro. Mano perdida es la que no sostiene la mano de la otra persona, así que si no se sostienen de las manos es para acariciar a la otra persona. Para acariciarse, para manifestar su amor así que para vivir el amor como una sensación de volar libre por el cielo.

17) Aquí utilizo dos metáforas y el contrasentido de enmudecer el silencio. El silencio es la muerte, es el desamor, así que me refiero a que si sus manos se acarician florecen las flores y se termina el silencio, termina el desamor. Florecer en tierras de versos significa que se dicen palabras con las que manifiestan su amor, por eso rompen el silencio y rompen el desamor. Así que es un doble metáfora.

18) Los cantares es la luz, es la luz que las estrellas emiten.

19) Si el amor muere, se irá la luz, se apagarán como una estrella, se morirán.

20) Como una estrella que muere y explota y de sus pedazos se pueden formar rocas que dejan estelas al desintegrarse. De hecho como las luces en el cielo más bellas que son como estrellas que caen dejando estela, estrellas fugaces.

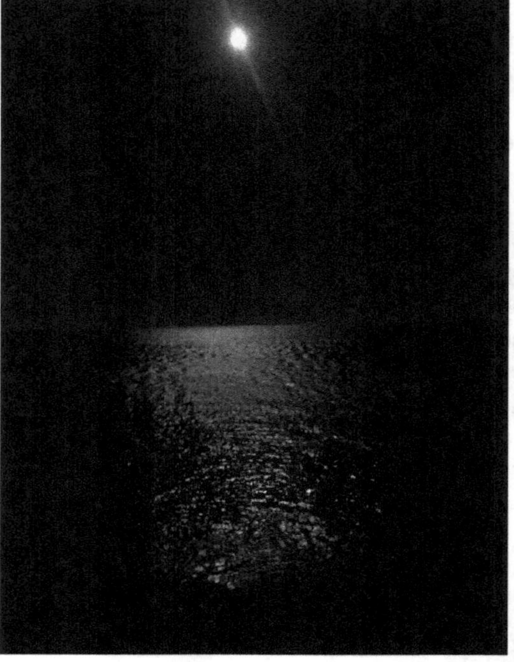

Esta fotografía la hice yo mismo cerca del puerto de Antibes (región Alpes Côte d'Azur, Sureste de Francia) en invierno2020. Con un par de amigas Hanna y Mireille (No tengo ni he tenido ninguna relación amorosa con ninguna de ellas, solamente una relación de amistad) fuimos a Antibes a tomar algo y después paseamos por el puerto. Ese día había una bonita luna llena que se reflejaba en el mar, es por ello que pensé en utilizar esta fotografía en mi libro. Cuando estaba viviendo cerca de Cannes, con los amigos algunos días íbamos a Antibes (los cuales los conocí todos en Francia pues con mis amigos de España no fui ni nunca he estado con ellos en Francia).

58 – Camino viejo

Camino viejo
perdido camino de esclavizadas nubes
quemas alas bañadas de sombras en mi muerto pecho
frío y perdido
que mece lágrimas de cielos quebrando silencios,
y ahogas la flor que recitaba primaveras
en mis labios ya viejos,
si cae el cielo y me desvelo en sombra de camino viejo aclamando reinos de besos que viven en mi sueño.

Autor: JoanCarles Testagorda Garcia, creado el día 22 de Julio de 2017 a las 16:39 en el Pi de Sant Just (25286 en casa de mis padres, a los 27 años).

Es un poema de desamor como un camino que no se recorrerá, por eso es un camino viejo, que ya pasó. Es un poema con poco ritmo.

Camino viejo

1) Camino viejo
2) perdido camino de esclavizadasA nubes
3) quemasA alasA bañadasA de sombrasA
4) en mi muerto pecho
5) frío y perdido
6) que mece lágrimasA de cielosB quebrando silenciosB,
7) y ahogasA la flor que recitaba primaverasA
8) en mis labiosB ya viejosB,
9) si cae el cieloC
10) y me desveloC en sombra de camino viejo
11) aclamando reinosB de besosB que viven en mi sueño.

EXPLICACIÓN DE MI POEMA VERSO A VERSO:

1 y 2) Con camino viejo me refiero a un camino que la persona iba a tomar pero que ahora con la separación amorosa ya no toma porque los amantes ya no se van a amar. Su camino se pierde, utilizo un antropomorfismo porque el camino no se pierde, lo que no habrá amor, no se recorrerá ese camino. Con esclavizadas nubes me refiero a que el sujeto va a llorar debido a la separación amorosa ya que las lágrimas son como gotas de lluvia que se precipitan del cielo (de los ojos), de las nubes.

3) Las alas permiten volar por el cielo, el cielo también es el amor, así que con el desamor se queman las alas y no se puede volar, sentir amor. Están bañadas por sombras porque el amor es la luz, su calidez, la luz da vida, nos muestra el camino, nos muestra la verdad.

4) El pecho me refiero al corazón y con el corazón me refiero a lo que siente. Como no hay amor, lo que siente es la muerte, sin amor no hay vida.

5) Como la luz proporciona calidez, sin amor, sin luz, la persona siente frío y se siente perdida, sin saber donde ir, sin saber a quien amar. Como ya expliqué al principio utilizo mi idea del efecto sinestésico subconsciente.
6) Con lágrimas de cielos me refiero a que llora.

7) Al llorar, ahoga con sus lágrimas el amor que sentía para poder olvidar la chica. Las primaveras son el amor. La flor es el deseo que conlleva el amor.

8) Son viejos, son inútiles pues ya no besan, ya no sirven para amar.
9) Si caen las lágrimas, si cae el amor. Con el caer de las lágrimas cae el amor.

10) Desvelarse es que antes vivía lo que soñaba, porque antes el sujeto estaba con la chica, ahora se despierta, se desvela, porque ya no está con ella, ya no sueña. En sombra es como la muerte, un camino que muere que ya no se sigue.

11) Lo que clama, lo que pide, es amor, reinos de besos, es con lo que sueña, es lo que quiere con anhelo.

59-Instante a instante

"Instante a instante,
entre olas de silencio,
navego por este roto y rojo crepúsculo,
recordando viejos faros
en los que naufragué días y noches
instante a instante".

¿Tienes talento para dibujar palabras navegando por mares de blancas páginas? Como rosas negras que vuelan manchando verdes campos de silencio.

Autor: JoanCarles Testagorda Garcia, creado el día 13 de Agosto de 2017 de las 16:14 a las 16:19 en el Pi de Sant Just (25286 en casa de mis padres, a los 27 años).

Es un poema de desamor, tiene poco ritmo. No voy a explicar este poema.

ANEXOS

Lo primero es mencionar que hay algunos poemas que no he podido recuperar. Sobretodo los poemas anteriores a 2014.
De mis 16 años (en 2006) hasta el 4 de Abril de 2019 viví en casa de mis padres (en el Pi de Sant Just en una casa adosada, con balcón y un pequeño jardín en la parte posterior (aparentemente mis padres no viven allí desde hace unos años)). Del 18 de Marzo de 2014 al 17 de Marzo de 2015 viví con mi abuela materna en su apartamento en Solsona, y cuando volví a vivir en casa de mis padres el 17 de Marzo de 2014, mis padres (mi madre) habían tirado a la basura algunas de mis hojas y papeles personales en los que había anotado algunas de mis ideas así como algunos poemas. Por tanto solamente pude conservar algunos papeles que había llevado conmigo a casa de mi abuela. De modo que perdí algunas de las poesías anteriores a marzo 2014.
Así que el total de mis poesías de 2008 a 2017 en lengua castellana es superior a 60poesías (sin contar los poemas en lengua catalana pues creé unos 30 poemas en lengua catalana).
Algunas veces tengo ideas que no anoto así como que algunas veces pienso versos pero no los anoto.

Estos son algunos restos de poemas que escribí en 2014. Son poemas cortos que escribí en 2014 y que no incluí en el poemario:

De poco sirven las alas en el agua,
de poco sirven los cielos para quien anda,
verte hasta que el negro te sueñe,
serás otro camino muerto del ayer
vestido de rojo se alzará cuando solo esté conmigo
cantan aguas grises, callan alas.

De qué sirve un corazón si no late,
enmudecerán las letras sin tus ojos
quiero verme en tus ojos.

Es un poema corto que escribí, un poema de desamor.

¿Pedirán perdón a la primavera por arrancar sus flores?
Y sólo se oirán sus verdes gritar.
Deshuesar cielos hasta…

Son otros tres versos, es otro poema de desamor que creé.

El Sol apiada tu rostro del frío
el viento llora en tus cabellos
los coloridos jardines ya partieron hacia el olvido
recuerdo,
cuando se despidieron entre sollozos de hojas y nubes sonrientes
recuerdo,
que tú hacías que ardiera mi piel.
Sabes...
el portal aún guarda los besos del ayer,
sonrisas ya viejas y miradas que parecían eternas mudaron la piel.

Es un poema corto que escribí, un poema de desamor.

Mares de vientos enfermos
alas de cristal
que acarician colores y miradas
conquistando vientos cuando me amas
silencio en los corazones
ojos que gritan cuando parece que te sueño.
Noches de cristales sin alas…

Es un poema corto que escribí, un poema de amor.

Tu beso siembra la lágrima
que a mis ojos empaña
y yertos mis cielos en tu mirada
acompañarán los soñados labios
a quebrar perdidos y brillantes cristales
por los caminos que morirán en la oscuridad de la madrugada.

Autor: JoanCarles Testagorda Garcia (yo mismo). Este es un poema que creé el día 13 de Septiembre de 2016 a las 21:40 en el Pi de Sant Just (en casa de mis padres, donde vivía, a los 26 años). Es un poema corto, un poema de amor en el que el sujeto llora cuando ella lo besa, llora de felicidad. Los cielos son los ojos. Así que se miran fijamente. La acción continuará durante toda la noche hasta la madrugada (los brillantes cristales son las estrellas), harán el amor.

Huye la sombra de la apagada ventana
huye la sombra de la ventana de sueño viejo
y si no se esculpen nubes
muertas… en la viva cama
nuestras desnudas figuras se labrarán con las luces del alba.

Autor: JoanCarles Testagorda Garcia (yo mismo). Este es un poema que creé el día 16 de Agosto de 2016 a las 20:00 y 17 de Agosto de 2016 a las 12:30 en el Pi de Sant Just (en casa de mis padres, donde vivía, a los 26 años).
En el poema representé una escena en la que han estado haciendo el amor por la noche y cuando amanece (huye la sombra y sueño viejo representan la noche) y si no hay nubes, los rayos del Sol permitirán ver los cuerpos (figuras) desnudos de los dos amantes en la cama.

Dos mares cansados van muriendo
cada vez más cerca del silencio,
empezarán a borrarse las huellas que recitaban el camino,
sedientas palabras en el desierto
a veces coronan mi firmamento
cuando vienen cristales al viento,
sabes que aunque no estás aún te siento.

Autor: JoanCarles Testagorda Garcia (yo mismo). Este es un poema que creé en 2014 en Solsona (en casa de mi abuela materna, donde vivía, a los 24 años).

El arte es morirse de frío
porque ya no estás conmigo
ahora pintas lo oscuro que hay en el corazón mío.
Sin la dulce estrella que me baña
quizás miedoso de alzar la vista
y ver que en el calmado cielo
la estrella con su luz baña mis ojos
con los que débil te miro
estando ya mis dedos muriendo por no bajar por tu ombligo

Autor: JoanCarles Testagorda Garcia (yo mismo). Este es un poema que creé aproximadamente en 2016 en el Pi de Sant Just (en casa de mis padres, donde vivía, a los 26 años).

Son envidiosos,
les corroe y corrompe la envidia
así me quitan lo dulce de la vida
por yo tener y hacer lo que ellos quieren y no pueden
sembrando oscuridad en mis huérfanos labios
y oscura sombra en mi honesto día.

Autor: JoanCarles Testagorda Garcia (yo mismo). Este es un poema que creé el día 29 de Diciembre de 2024 a las 13:02 en Francia (cerca de mi apartamento pero no en mi apartamento, a los 34 años). (Pasé todas las Navidad en mi apartamento, en Francia trabajando en este libro de poesía).

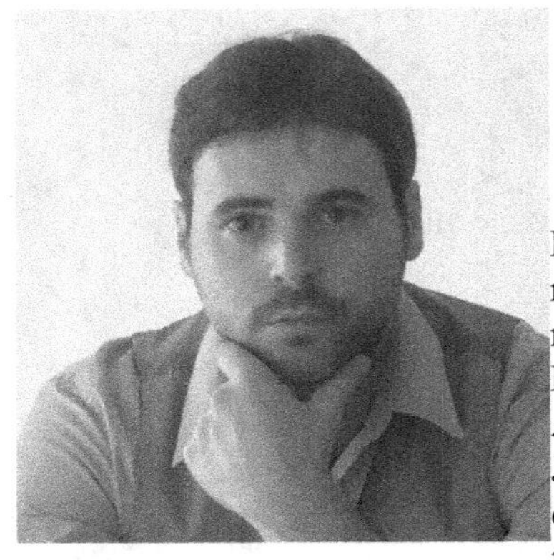

JoanCarles Testagorda Garcia (yo mismo).

Imagen del día 17-Junio-2022 (en mi apartamento en Francia).

Primera publicación de "59 Lágrimas de rosa de una primavera ya olvidada. Volumen 1. 2008-2017". *Con anexos* el 30 de Diciembre de 2024 a las 18h (en Francia). Autor JoanCarles Testagorda Garcia.
JoanCarles Testagorda Garcia nacido el 21 de Enero de 1990 en Solsona (25280), Cataluña central, España. Des de Septiembre 2006 hasta el 4 de Abril de 2019 vivió en El Pi de Sant Just (25286). Des del 5 de Abril de 2019 hasta la actualidad Diciembre2024 vive en el Sureste de Francia, en regiones como Alpes Côte d'Azur.
JoanCarles Testagorda Garcia (pseudónimo JoanCarles YoIje Martin TG, es el único pseudónimo que utiliza, Martin no es un nombre ni tampoco es un apellido). JoanCarles es un investigador científico independiente, siempre trabaja y ha trabajado solo, individualmente, y en sus publicaciones solamente expone sus hipótesis, sus ideas y sus creaciones. Solamente ha publicado en Amazon, ACADEMIA.edu (o en sus redes sociales).

JoanCarles Testagorda Garcia es autor en solitario de la serie de libros de física "Quantum Optics General Universal Theory JoanCarles Testagorda Garcia" (Óptica cuántica Teoría General Universal JoanCarles Testagorda Garcia). La serie cuenta con más de 10 libros de física en los cuales solamente se exponen las hipótesis e ideas de JoanCarles Testagorda Garcia sobre temas como qué es la luz, qué es el sonido, múltiples hipótesis sobre la teoría cuántica, el magnetismo, creación, expansión y composición del universo, qué es la materia oscura, qué es la energía oscura, qué es el espín, qué es el olor, qué es el sabor, el calor, la masa de los cuerpos, qué es y como se produce la gravedad, qué es el tiempo, como y porqué se produce la dualidad onda-corpúsculo, los estados de la materia, los agujeros negros, qué es y como se produce la acidez cuántica, como se crean los campos de partículas, diferentes leyes universales, unión de la relatividad General y la teoría cuántica, etc.
Actualmente, en Diciembre 2024, JoanCarles Testagorda Garcia ya ha auto-publicado 4 libros de física de la ya mencionada serie pero todavía quedan por publicar libros acerca de qué es la luz, el magnetismo, los estados de la materia, el gusto, el sonido, el olor, los agujeros negros, sobre el átomo la materia y la energía oscura (a pesar de ya haberlas expuesto en el libro de la creación del universo) etc. Son hipótesis que ya pensó y en las que ya trabajó pero que todavía no publicó.

JoanCarles Testagorda Garcia es autor en solitario del libro de investigación científica (en el cual expone algunas de sus hipótesis, por ejemplo su hipótesis de la acidez cuántica) "*Brief introduction to quantum physics*" Auto-publicado el 22-3-2022 en Francia, en Amazon. ISBN13-9798437489161

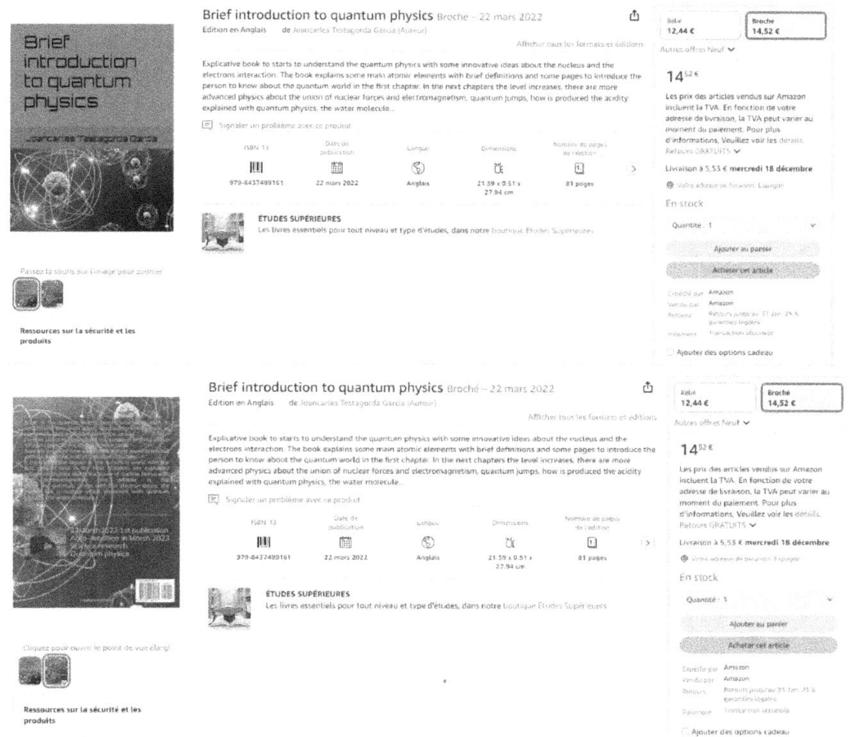

JoanCarles Testagorda Garcia es autor en solitario del libro de investigación científica (en el cual expone algunas de sus hipótesis, por ejemplo su hipótesis sobre qué es el calor, el magnetismo, sobre la interacción de la energía oscura, de como se producen los campos de partículas, de como se produce la dualidad onda corpúsculo etc.) "*But what is the temperature? How are created the fields?*" Auto-publicado el 30-4-2022 en Francia, en Amazon. ISBN13-9798814525154

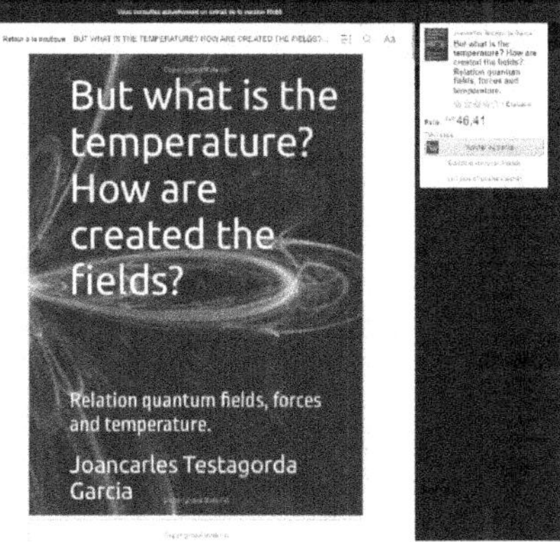

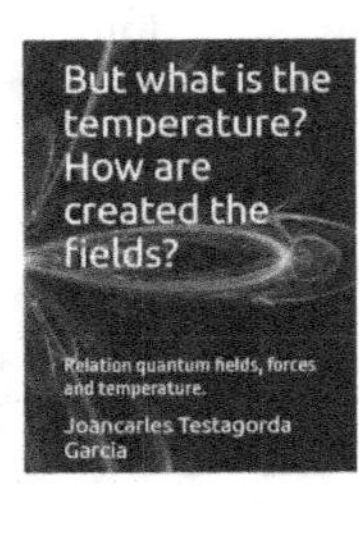
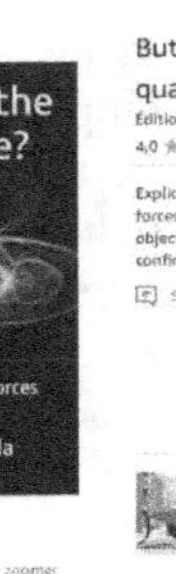
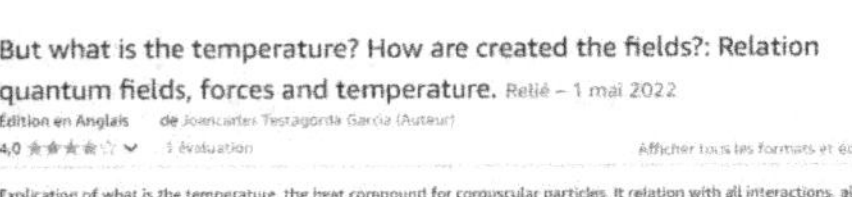

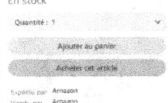

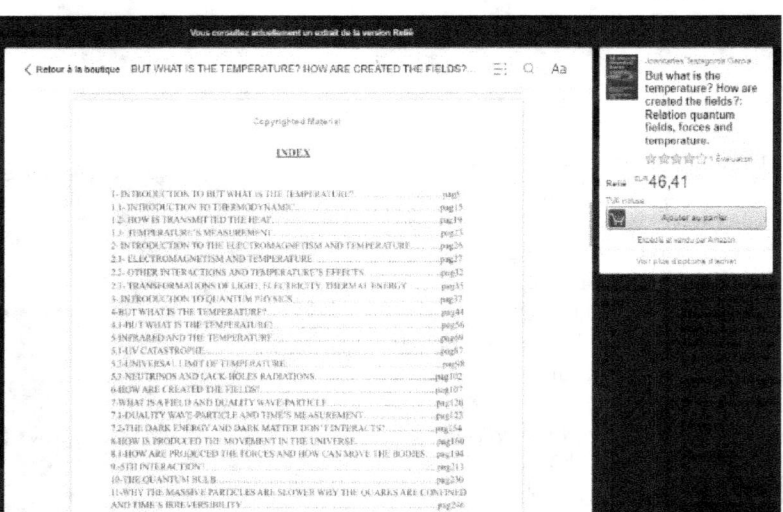

But what is the temperature? How are created the fields?: Relation quantum fields, forces and temperature. Relié – 1 mai 2022

Édition en Anglais de Joancarles Testagorda Garcia (Auteur)

4,0 ★★★★☆ 1 évaluation

Explication of what is the temperature, the heat compound for corpuscular particles. It relation with all interactions, all forces. How are created the fields. How is produced the wave-particle duality, the pass of time. How the forces produce the objects motion, the quantum bulb, also giving an answer to some actual unsolved physics problems such as the quark confinement and the time's irreversibility.

ISBN-13	Date de publication	Langue	Dimensions	Nombre de pages de l'édition
979-8814915726	1 mai 2022	Anglais	20.96 x 2.11 x 27.94 cm	272 pages

ÉTUDES SUPÉRIEURES
Les livres essentiels pour tout niveau et type d'études, dans notre boutique Études Supérieures

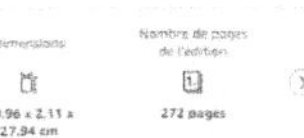

Relié 46,41 € Broché 51,26 €

46,41 €

Les prix des articles vendus sur Amazon incluent la TVA. En fonction de votre adresse de livraison, la TVA peut varier au moment du paiement. Pour plus d'informations, Veuillez voir les détails.

Livraison à 6,52 € vendredi 20 décembre

En stock

Ajouter au panier

Acheter cet article

Ressources sur la sécurité et les produits

But what is the temperature? How are created the fields?: Relation quantum fields, forces and temperature. Relié – 1 mai 2022

Explication of what is the temperature, the heat compound for corpuscular particles. It relation with all interactions, all forces. How are created the fields. How is produced the wave-particle duality, the pass of time. How the forces produce the objects motion, the quantum bulb, also giving an answer to some actual unsolved physics problems such as the quark confinement and the time's irreversibility.

First publication in 30-4-2022
Quantum physics
Thermodynamics
Field's theory

Vous consultez actuellement un extrait de la version Relié

BUT WHAT IS THE TEMPERATURE? HOW ARE CREATED THE FIELDS?

INDEX

Joancarles Testagorda Garcia
But what is the temperature? How are created the fields?: Relation quantum fields, forces and temperature.

Relié 46,41

Ajouter au panier

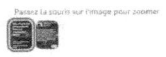

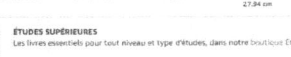

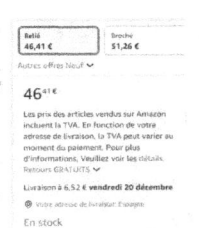

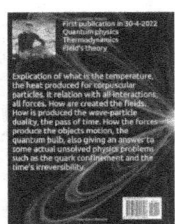

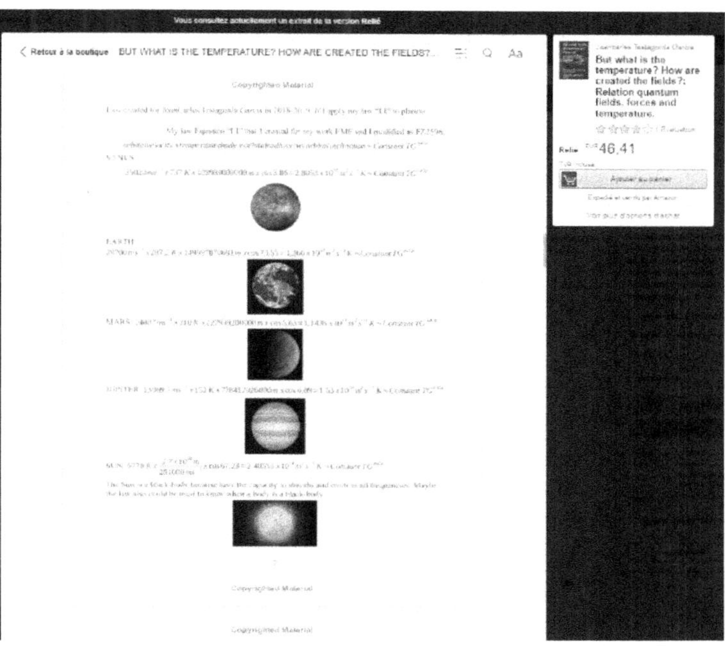

Vous consultez actuellement un extrait de la version Relié
Retour à la boutique
BUT WHAT IS THE TEMPERATURE? HOW ARE CREATED THE FIELDS?...
Aa
Copyrighted Material
VENUS
EARTH
MARS
JUPITER
SUN
Copyrighted Material
Copyrighted Material
But what is the temperature? How are created the fields?: Relation quantum fields, forces and temperature.
Relié
46,41
Ajouter au panier

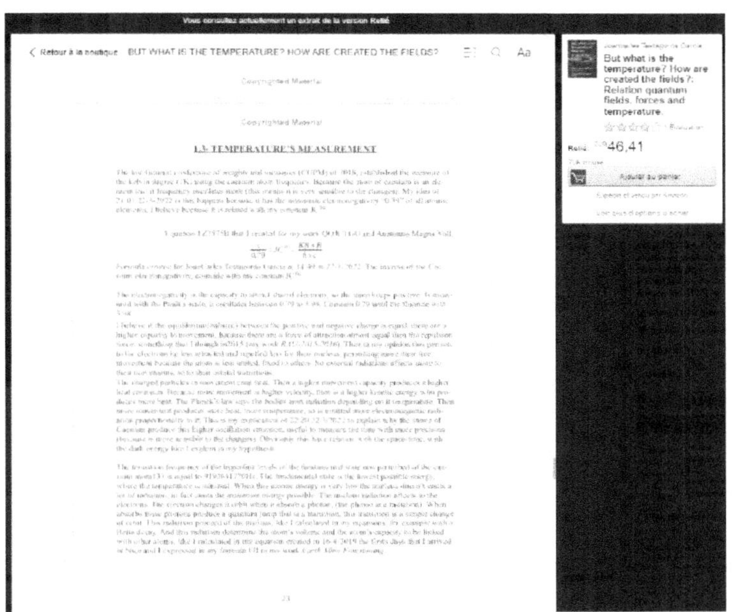

Vous consultez actuellement un extrait de la version Relié
Retour à la boutique
BUT WHAT IS THE TEMPERATURE? HOW ARE CREATED THE FIELDS?
Aa
Copyrighted Material
Copyrighted Material
1.3- TEMPERATURE'S MEASUREMENT
But what is the temperature? How are created the fields?: Relation quantum fields, forces and temperature.
Relié
46,41
Ajouter au panier

JoanCarles Testagorda Garcia es autor en solitario del libro de investigación científica (en el cual expone algunas de sus hipótesis, por ejemplo su hipótesis sobre qué es la gravedad producida por el bosónJCTG4 y porqué es proporcional a la teoría de la Relatividad de Einstein, como se crean las partículas, el tiempoJC, como y porqué se producen los ciclos de Minkowski, como se producen muchos de los fenómenos terrestres como el campo magnético de todos los planetas debido al efecto gravito-presure-núcleo-fuerte-débil-termo-electromagnético que JoanCarles descubrió en 2018, como se producen y unión de muchos efectos astrofísicos de los cuerpos como la inclinación, la rotación de los cuerpos, qué es el tiempo, como y porqué se producen las fuerzas en el universo, etc.)
"*But what is the gravity? What is the time?*" *Union Einstein's General Relativity and Quantum physics theory.* Auto-publicado el 6 de Agosto de 2022 en Francia, en Amazon. ISBN13-9798840701331

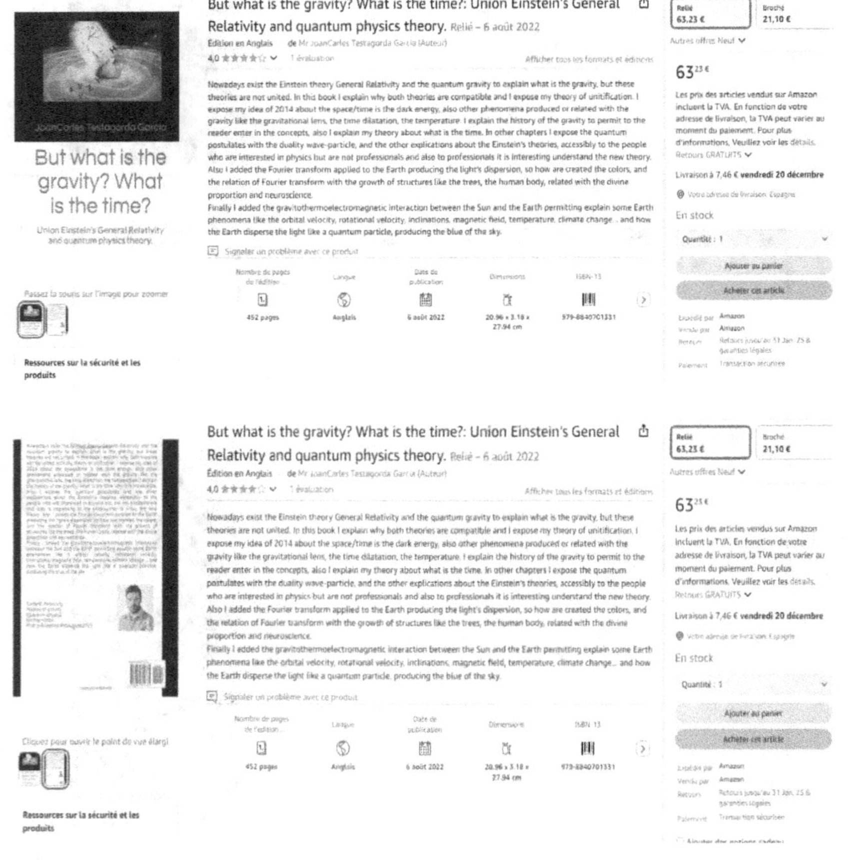

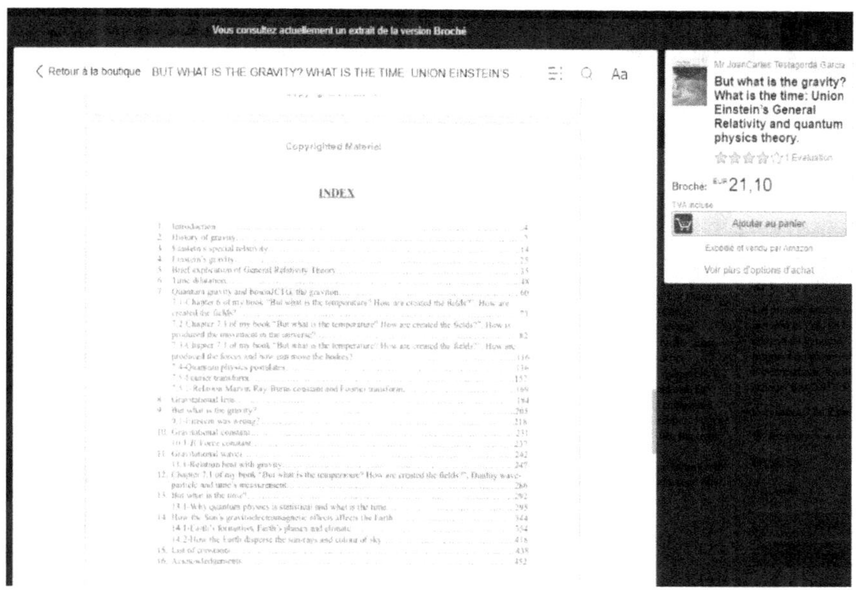

JoanCarles Testagorda Garcia es autor en solitario del libro de investigación científica (en el cual expone algunas de sus hipótesis, por ejemplo su hipótesis sobre qué es la gravedad y el magnetismo, sobre como se producen los agujeros negros, los agujeros de gusano, como y porqué se crea y se expande el universo, como se crean las partículas, como se crea la energía oscura y la materia oscura, también sobre la creación de planetas, qué es el espín etc.) "*Creación, expansión y composición del universo, el espín y física cuántica*" Auto-publicado el 12- Octubre-2024 en Amazon. ISBN13 979-8342939744

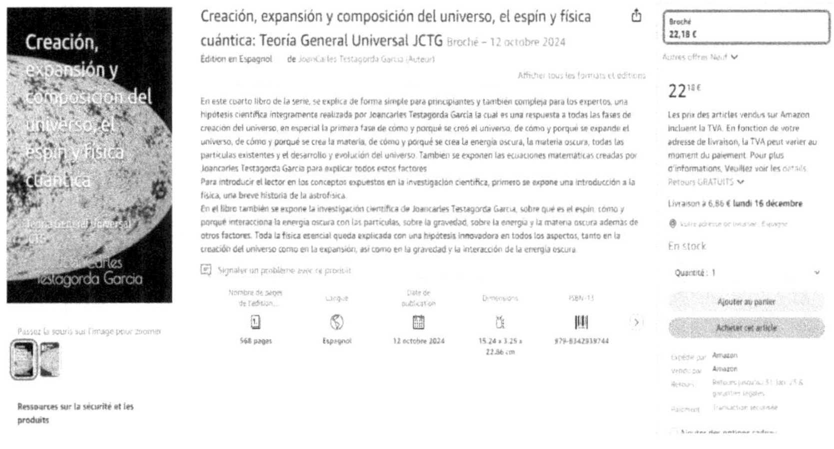

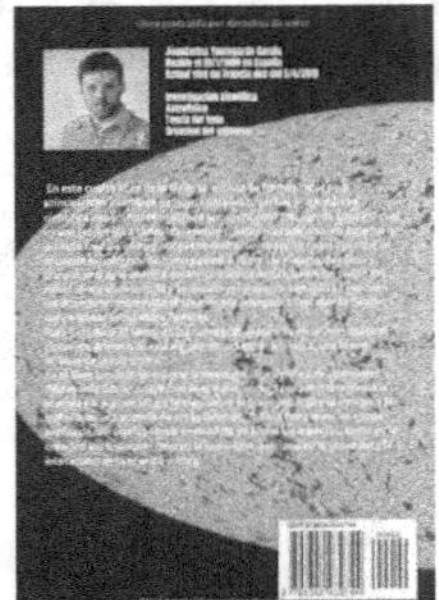

Creación, expansión y composición del universo, el espín y física cuántica: Teoría General Universal JCTG Broché – 12 octobre 2024

Édition en Espagnol de JoanCarles Testagorda Garcia (Auteur)

Afficher tous les formats et éditions

En este cuarto libro de la serie, se explica de forma simple para principiantes y también compleja para los expertos, una hipótesis científica íntegramente realizada por Joancarles Testagorda Garcia la cual es una respuesta a todas las fases de creación del universo, en especial la primera fase de cómo y porqué se creó el universo, de cómo y porqué se expande el universo, de cómo y porqué se crea la materia, de cómo y porqué se crea la energía oscura, la materia oscura, todas las partículas existentes y el desarrollo y evolución del universo. También se exponen las ecuaciones matemáticas creadas por Joancarles Testagorda Garcia para explicar todos estos factores
Para introducir el lector en los conceptos expuestos en la investigación científica, primero se expone una introducción a la física, una breve historia de la astrofísica.
En el libro también se expone la investigación científica de Joancarles Testagorda Garcia, sobre qué es el espín, cómo y porqué interacciona la energía oscura con las partículas, sobre la gravedad, sobre la energía y la materia oscura además de otros factores. Toda la física esencial queda explicada con una hipótesis innovadora en todos los aspectos, tanto en la creación del universo como en la expansión, así como en la gravedad y la interacción de la energía oscura.

Signaler un problème avec ce produit

Nombre de pages de l'édition...	Langue	Date de publication	Dimensions	ISBN-13
568 pages	Espagnol	12 octobre 2024	15.24 x 3.25 x 22.86 cm	979-8342939744

Cliquez pour ouvrir le point de vue élargi

Ressources sur la sécurité et les produits

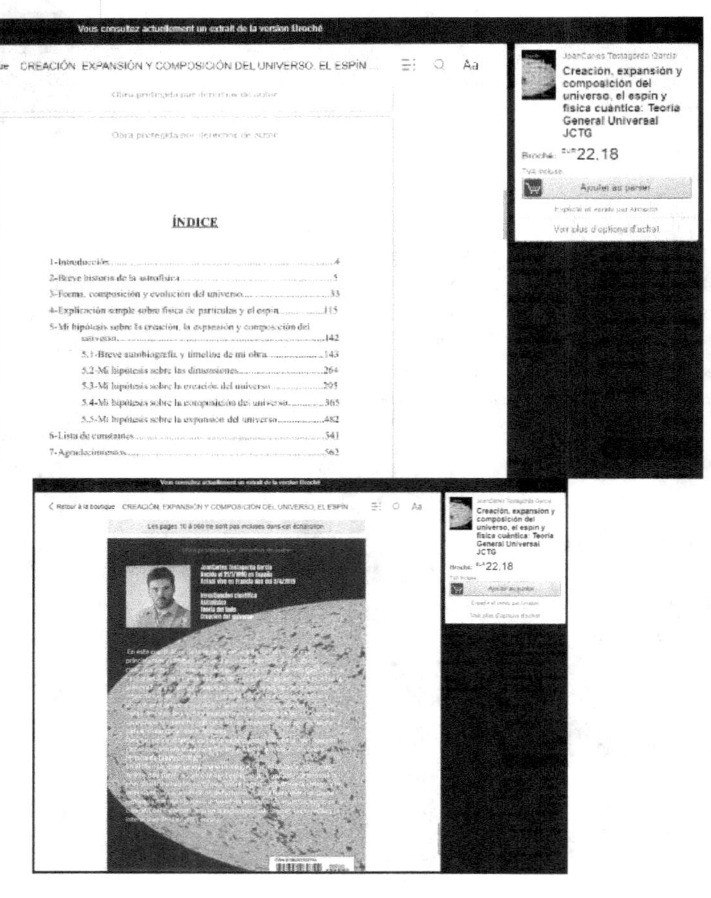

JoanCarles Testagorda Garcia también es autor en solitario de algunos trabajos y artículos publicados en internet como por ejemplo: "*Earth Mine Functioning*"(2018-2019) es una obra de más de 100páginas y con más de 100ecuaciones en la que se explican y se unen todos los factores y efectos de la Tierra como la inclinación axial y orbital, velocidad orbital y rotacional, el campo electromagnético terrestre, relacionado con las capas internas terrestres, su densidad y temperatura, la excentricidad de la tierra, la unión de la gravedad y el electomagnetismo terrestre, el efecto gravito-presure-termo-electromagnético etc. El artículo "*Photon has mass*"(marzo 2021) en el que se exponen varios factores como que la luz tiene masa y la relación entre la física cuántica y la teoría de la relatividad General, el artículo de 2023 "gravity article", y muchos otros artículos como: "Astrophysical law internal and external temperature of the bodies"(6 de Diciembre de 2022), "*Fields Fibonacci spiral*"(2021), *theoremJC*(2019), las obras "*La respuesta al universo*" (RAU, 2015-2016) y otras hipótesis.

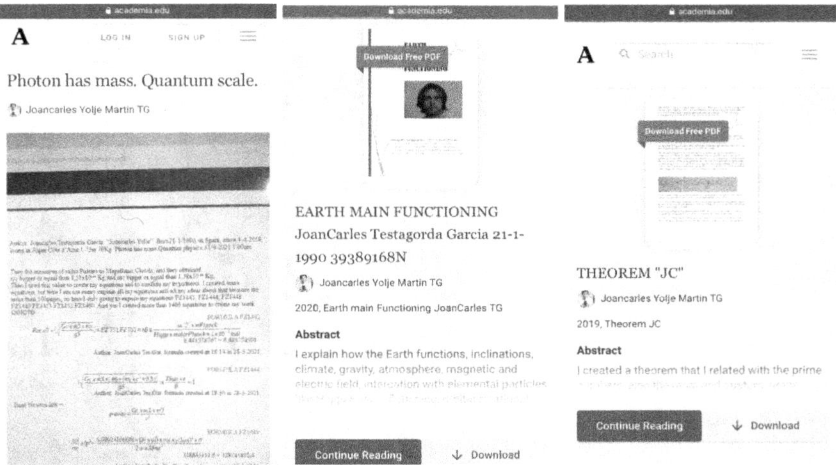

JoanCarles Testagorda Garcia es autor en solitario de los 5 libros de investigación medical "Fisiología Magna" (en todos sus libros, JoanCarles solamente expone sus hipótesis acerca de los temas que expone ya sean estados como la hipotermia, la deshidratación, la consciencia, la somnolencia, de los procesos como por ejemplo procesos de activación del sistema inmune, la magneto-recepción, las adicciones, el cicloJCTG, del procesamientoJCTG o de las enfermedades como la depresión, el Alzheimer, enfermedades auto-inmunes etc.)
Autor de la serie de 5 libros "Fisiología Magna" auto-publicada en Francia, en Amazon, se llama «*Como se produce un trauma psicológico, la memoria, el aprendizaje y causa y desarrollo de las enfermedades neuro-degenerativas, mentales y auto-inmunes*».
La serie está dividida en 5 libros, todavía queda por publicar la parte2C acerca de la esclerosis múltiple. La serie de divide en:

Parte1. Como se produce la memoria, el aprendizaje, el trauma psicológico y el procesamiento cerebral. Auto-publicado el día 24-Diciembre-2022 ISBN13-9798371063953

Parte2A Causa y desarrollo de la depresión, el TOC, la esquizofrenia y la epilepsia. Auto-publicado el día 13-Enero-2024 ISBN 13-9798865051398

Parte2B Causa y desarrollo del Reumatismo, sistema inmune, adicciones y evolucionismo. Auto-publicado el día 19-Agosto-2023 ISBN13-9798856755311

Parte3 Como se produce el Párkinson, el Alzheimer, la consciencia y la magneto-recepción. Auto-publicado el día 9-Febrero-2023 ISBN13-9798375315560

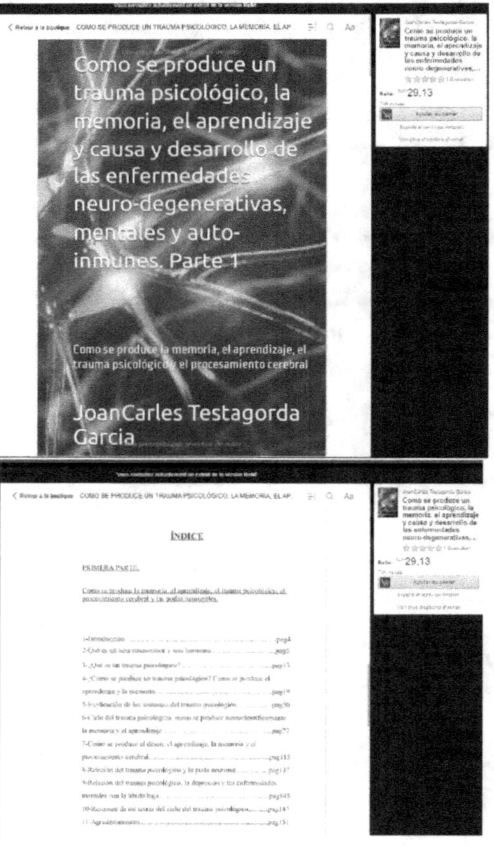

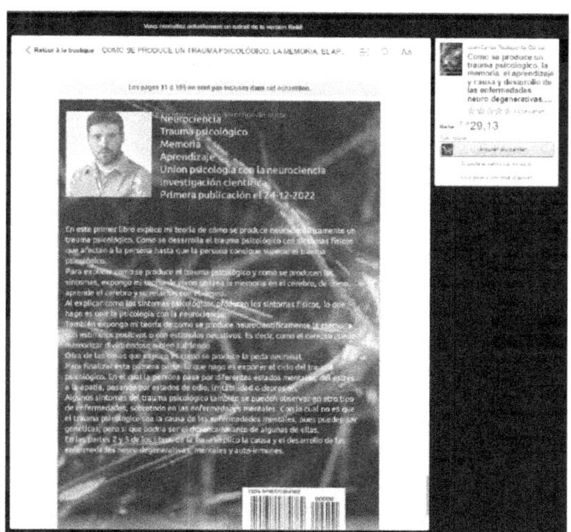

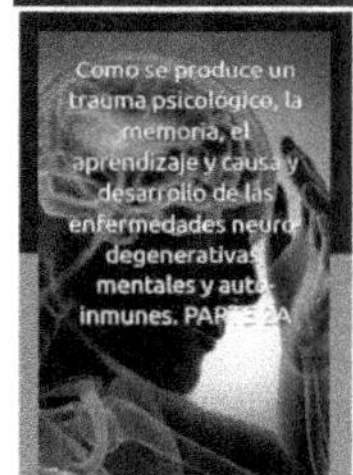

Como se produce un trauma psicológico, la memoria, el aprendizaje y causa y desarrollo de las enfermedades neuro-degenerativas, mentales y ... el TOC, la esquizofrenia y la epilepsia Broché – 13 janvier 2024

Edition en Espagnol de JoanCarles Testagorda Garcia (Auteur)

5.0 ★★★★★ 1 évaluation

Fait partie de : Fisiología Magna. El trauma psicológico y causa y desarrollo de las enfermedades neuro-degenerativas, mentales y auto-inmunes. (3 livres) Afficher tous les formats et éditions

En este libro parte2A sobre la causa y el desarrollo de la depresión, el TOC, la esquizofrenia y la epilepsia explico mi hipótesis que es mi investigación científica sobre como se pueden desarrollar estas enfermedades, su causa y su sintomatología, basándome en resultados de escáneres de neuro-imagen, observaciones y en mi ideas de 2015 a 2023 sobre la desregulación neuronal, mi cicloJCTG, la memoria, el aprendizaje, el razonamiento, la creatividad y el procesamiento cerebral (también expongo mis ideas sobre algunos de estos factores entre la parte1, la parte3 y la parte2B). Explico mi hipótesis sobre como y porqué se produce el procesamiento cerebral y el desarrollo que producen los cambios en la estructura cerebral en los cuales aparecen dañadas zonas cerebrales las cuales producen los síntomas que son diferentes en cada enfermedad mental.

Explico mi hipótesis sobre como se producen los síntomas de pulsión, delirio y alucinaciones, que aparecen en otras situaciones como son la hipoxia, la deshidratación o incluso en la hipotermia, los cuales tambien explico con mi hipótesis.

Incluyo mi hipótesis sobre la causa de la obesidad y su relación con la diabetes.

En lire plus

Signaler un problème avec ce produit

Fait partie de la série	Nombre de pages de l'édition	Langue	Date de publication	Dimensions
Fisiología Magna. El trauma psicológico y...	608 pages	Espagnol	13 janvier 2024	15.24 x 3.48 x 22.86 cm

Broché 20,79 €

Autres offres Neuf

20,79 €

Les prix des articles vendus sur Amazon incluent la TVA. En fonction de votre adresse de livraison, la TVA peut varier au moment du paiement. Pour plus d'informations, Veuillez voir les détails.

Retours GRATUITS

Livraison à 6,98 € lundi 16 décembre

En stock

Quantité : 1

Ajouter au panier

Acheter cet article

Expédié par Amazon

Vendu par Amazon

Ajouter des options cadeau

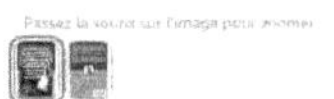

Ressources sur la sécurité et les produits

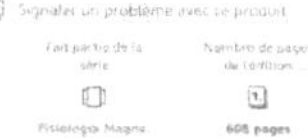

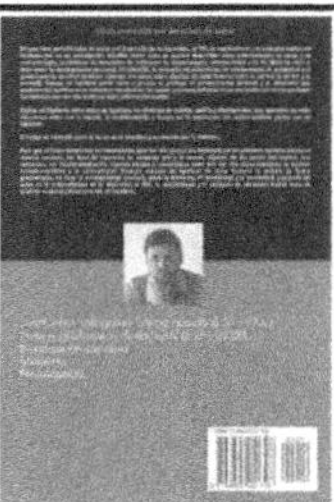

Como se produce un trauma psicológico, la memoria, el aprendizaje y causa y desarrollo de las enfermedades neuro-degenerativas, mentales y ... el TOC, la esquizofrenia y la epilepsia Broché – 13 janvier 2024

Edition en Espagnol de JoanCarles Testagorda Garcia (Auteur)

5.0 ★★★★★ 1 évaluation

En este libro parte2A sobre la causa y el desarrollo de la depresión, el TOC, la esquizofrenia y la epilepsia explico mi hipótesis que es mi investigación científica sobre como se pueden desarrollar estas enfermedades, su causa y su sintomatología, basándome en resultados de escáneres de neuro-imagen, observaciones y en mi ideas de 2015 a 2023 sobre la desregulación neuronal, mi cicloJCTG, la memoria, el aprendizaje, el razonamiento, la creatividad y el procesamiento cerebral (también expongo mis ideas sobre algunos de estos factores entre la parte1, la parte3 y la parte2B). Explico mi hipótesis sobre como y porqué se produce el procesamiento cerebral y el desarrollo que producen los cambios en la estructura cerebral en los cuales aparecen dañadas zonas cerebrales las cuales producen los síntomas que son diferentes en cada enfermedad mental.

Explico mi hipótesis sobre como se producen los síntomas de pulsión, delirio y alucinaciones, que aparecen en otras situaciones como son la hipoxia, la deshidratación o incluso en la hipotermia, los cuales tambien explico con mi hipótesis.

Incluyo mi hipótesis sobre la causa de la obesidad y su relación con la diabetes.

Broché 20,79 €

20,79 €

Les prix des articles vendus sur Amazon incluent la TVA. En fonction de votre adresse de livraison, la TVA peut varier au moment du paiement. Pour plus d'informations, Veuillez voir les détails.

Livraison à 6,98 € lundi 16 décembre

En stock

Ajouter au panier

Acheter cet article

Ajouter des options cadeau

Ressources sur la sécurité et les produits

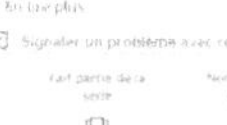

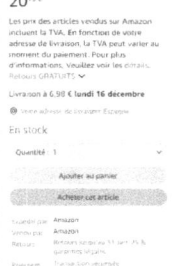

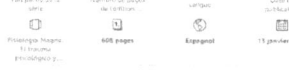

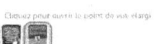

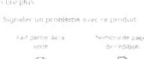

Vous consultez actuellement un extrait de la version Broché

Retour à la boutique COMO SE PRODUCE UN TRAUMA PSICOLÓGICO, LA MEMORIA, EL AP... Aa

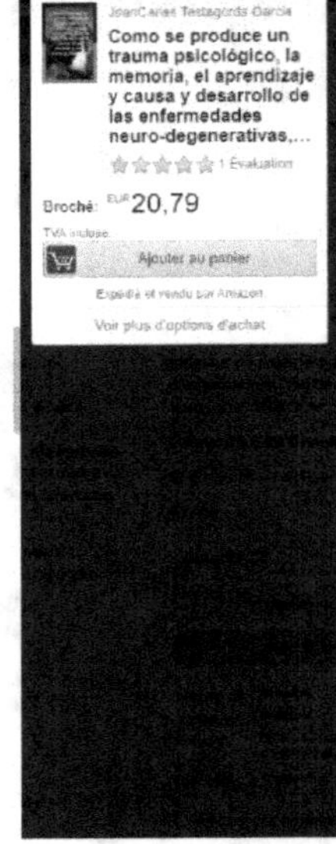

ÍNDICE

3

Vous consultez actuellement un extrait de la version Broché

Retour à la boutique COMO SE PRODUCE UN TRAUMA PSICOLÓGICO, LA MEMORIA, EL AP Aa

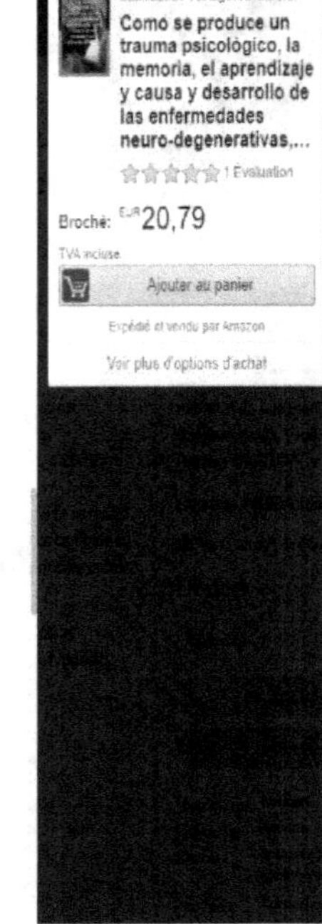

Obra protegida por derechos de autor

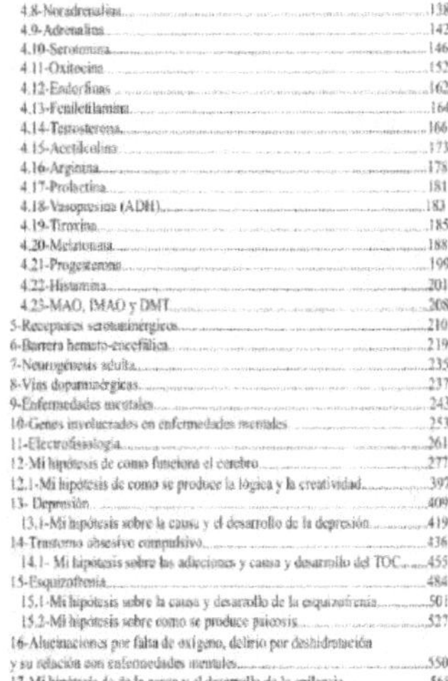

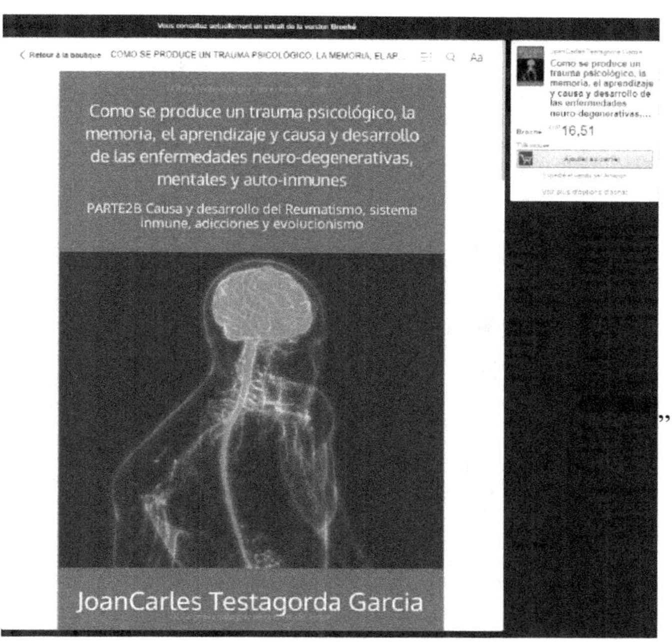

”

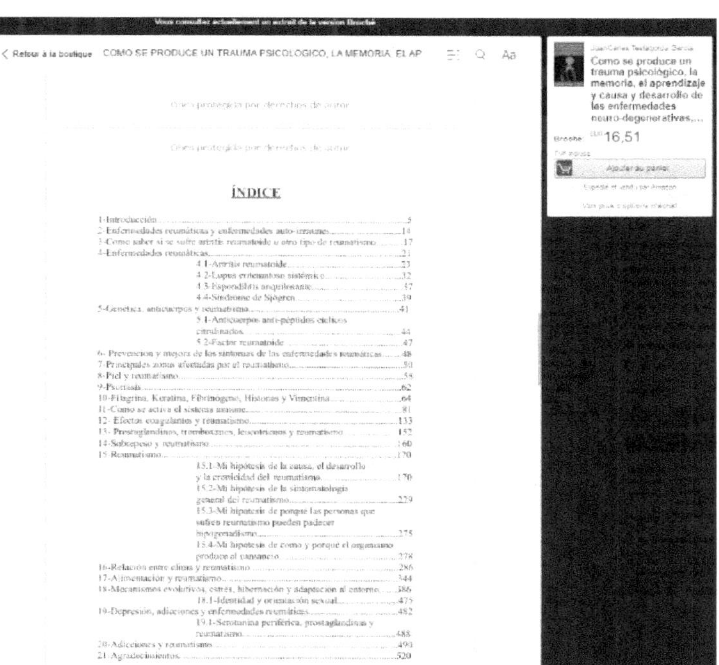

Vous consultez actuellement un extrait de la version Broché

Retour à la boutique COMO SE PRODUCE UN TRAUMA PSICOLÓGICO, LA MEMORIA, EL AP

Como se produce un trauma psicológico, la memoria, el aprendizaje y causa y desarrollo de las enfermedades neuro-degenerativas,...

Broché 16,51

Ajouter au panier

Obra protegida por derechos de autor

ÍNDICE

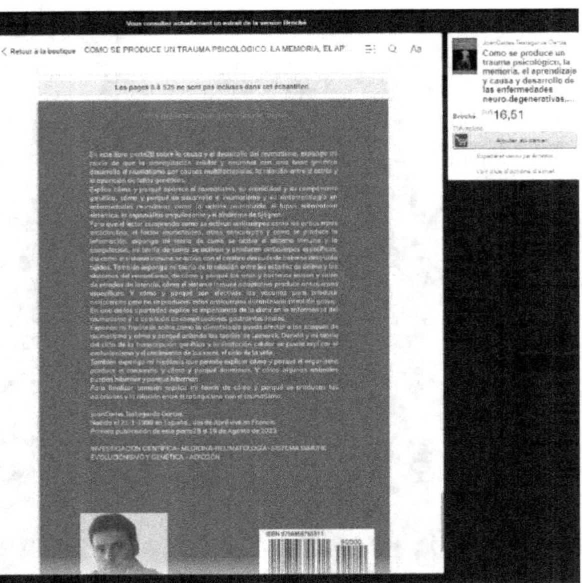

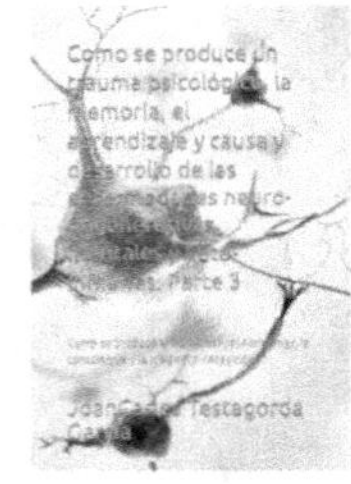

Como se produce un trauma psicológico, la memoria, el aprendizaje y causa y desarrollo de las enfermedades neuro-degenerativas, mentales y ... la consciencia y la magneto-recepción Broché – 9 février 2023

Édition en Espagnol de JoanCarles Testagorda Garcia (Auteur)

4,0 1 évaluation

Coffrets de la série Fisiología Magna. El trauma psicológico y causa y desarrollo de las enfermedades neuro-degenerativas, mentales y auto-inmunes

Afficher tous les formats et éditions

En este tercer libro de la serie, explico como la desregulación neuronal añadida a otras causas puede provocar la enfermedad de Párkinson y la enfermedad Alzheimer. En las cuales se producen las anomalías de la proteína alfa-sinucleína que produce los cuerpos de Lewy en el Párkinson y la hiperfosforilación de la proteína tau que produce las placas beta-amiloides en el Alzheimer. En el libro expongo de forma sencilla qué son y cómo se producen estas proteínas, no es necesario tener amplios conocimientos sobre medicina, pues el lector puede comprender los tecnicismos a lo largo de la lectura.

Para ello explico algunas partes del cerebro que tienen relación con ambas enfermedades tales como el cortex entorrinal y la parte compacta que sufren el deterioro de las enfermedades. Así que el lector podrá comprender los mecanismos de estas enfermedades y su relación con el cáncer. Explico los síntomas de cada enfermedad, como se producen y su desarrollo con mi hipótesis.

En el último capítulo he añadido una explicación de la consciencia y como se produce la hibernación en animales además de como se produce el mecanismo de magneto-recepción también conocido como sexto sentido.

Signaler un problème avec ce produit

Nombre de pages de l'édition	Langue	Date de publication	Dimensions	ISBN-13
283 pages	Espagnol	9 février 2023	15.24 x 1.63 x 22.86 cm	979-8375315560

Relié 41,73 €

Broché 10,54 €

Autres offres Neuf

10,54 €

Les prix des articles vendus sur Amazon incluent la TVA. En fonction de votre adresse de livraison, la TVA peut varier au moment du paiement. Pour plus d'informations, Veuillez voir les détails.

Retours GRATUITS

Livraison à 5,97 € **lundi 16 décembre**

En stock

Quantité : 1

Ajouter au panier

Acheter cet article

Expédié par Amazon

Vendu par Amazon

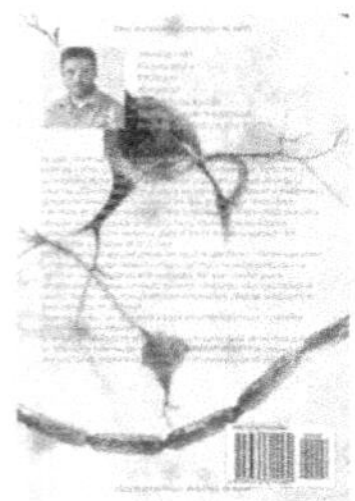

Como se produce un trauma psicológico, la memoria, el aprendizaje y causa y desarrollo de las enfermedades neuro-degenerativas, mentales y ... la consciencia y la magneto-recepción Broché – 9 février 2023

Édition en Espagnol de JoanCarles Testagorda Garcia (Auteur)

4,0 1 évaluation

Coffrets de la série Fisiología Magna. El trauma psicológico y causa y desarrollo de las enfermedades neuro-degenerativas, mentales y auto-inmunes

Afficher tous les formats et éditions

En este tercer libro de la serie, explico como la desregulación neuronal añadida a otras causas puede provocar la enfermedad de Párkinson y la enfermedad Alzheimer. En las cuales se producen las anomalías de la proteína alfa-sinucleína que produce los cuerpos de Lewy en el Párkinson y la hiperfosforilación de la proteína tau que produce las placas beta-amiloides en el Alzheimer. En el libro expongo de forma sencilla qué son y cómo se producen estas proteínas, no es necesario tener amplios conocimientos sobre medicina, pues el lector puede comprender los tecnicismos a lo largo de la lectura.

Para ello explico algunas partes del cerebro que tienen relación con ambas enfermedades tales como el cortex entorrinal y la parte compacta que sufren el deterioro de las enfermedades. Así que el lector podrá comprender los mecanismos de estas enfermedades y su relación con el cáncer. Explico los síntomas de cada enfermedad, como se producen y su desarrollo con mi hipótesis.

En el último capítulo he añadido una explicación de la consciencia y como se produce la hibernación en animales además de como se produce el mecanismo de magneto-recepción también conocido como sexto sentido.

Signaler un problème avec ce produit

Nombre de pages de l'édition	Langue	Date de publication	Dimensions	ISBN-13
283 pages	Espagnol	9 février 2023	15.24 x 1.63 x 22.86 cm	979-8375315560

Relié 41,73 €

Broché 10,54 €

Autres offres Neuf

10,54 €

Les prix des articles vendus sur Amazon incluent la TVA. En fonction de votre adresse de livraison, la TVA peut varier au moment du paiement. Pour plus d'informations, Veuillez voir les détails.

Retours GRATUITS

Livraison à 5,97 € **lundi 16 décembre**

En stock

Quantité : 1

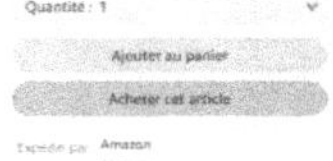

Expédié par Amazon

Vendu par Amazon

Ajouter des options cadeau

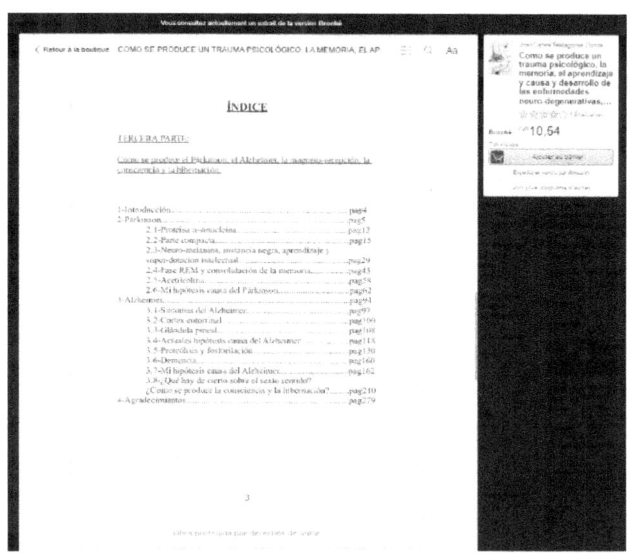

COMO SE PRODUCE UN TRAUMA PSICOLÓGICO. LA MEMORIA, EL AP

ÍNDICE

TERCERA PARTE:

Como se produce el Párkinson, el Alzheimer, la magneto-recepción, la consciencia y la hibernación.

3

JoanCarles Testagorda Garcia es autor en solitario de artículos científicos en medicina (en los que como siempre solamente expone sus hipótesis) como: "*Climate and state of mind*"(2021), "*What is fear*"(2021), "*Uric acid, arginine, citrulline possible relation with some diseases*"(2021), "*Calcular los estados de ánimo, unión de la psicología y neurociencia a través de las matemáticas*"(26-5-2017), "*Pequeña parte sobre mi hipótesis sobre el funcionamiento del cerebro*"(18-8-2017)...

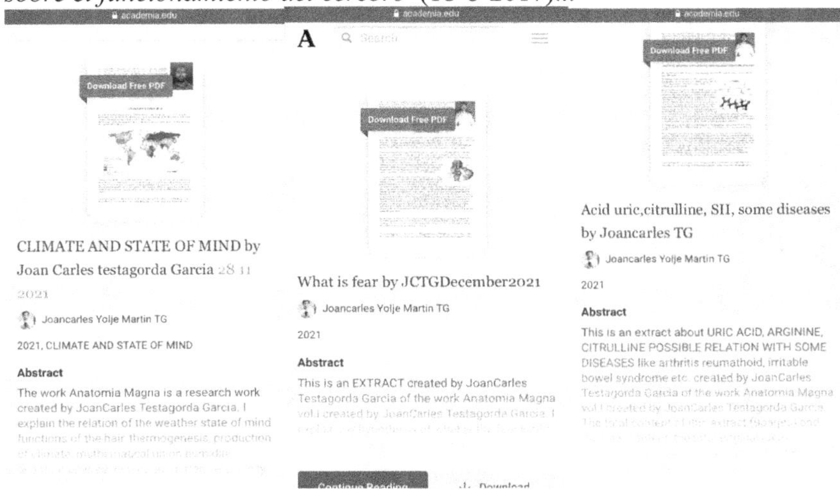

JoanCarles Testagorda Garcia es autor en solitario de obras y artículos científicos en economía (en los que como siempre solamente expone sus hipótesis) como: "Economía Básica" (2014), "*Economics for the people*"(2021).

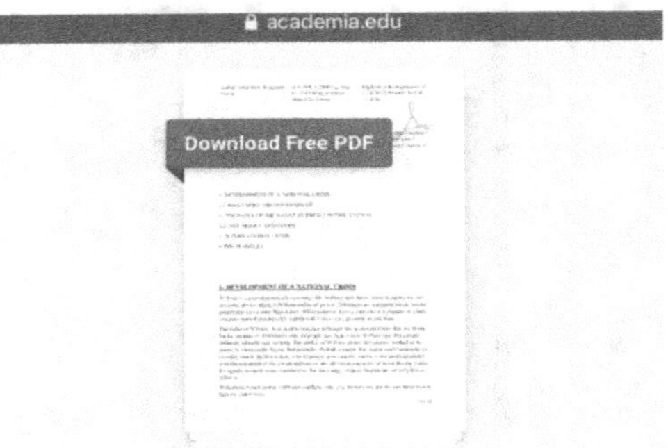

ECONOMICS FOR THE PEOPLE

 Joancarles Yolje Martin TG

2020, ECONOMICS FOR THE PEOPLE

Abstract

I explaing the main functioning of the Economy not very technicaly, in a point of view of a

JoanCarles Testagorda Garcia es autor en solitario de múltiples obras literarias como el libro: "*Conocerse para conocer y conocer para conocerse*" Auto-publicado en febrero2021 en ACADEMIA.edu, en la cuenta de facebook "JoanCarles YoIje Martin TG" (es mi cuenta, es la única cuenta que utilizo) y después en Mayo2021 auto-publicado en Amazon. ISBN13-9798357300027

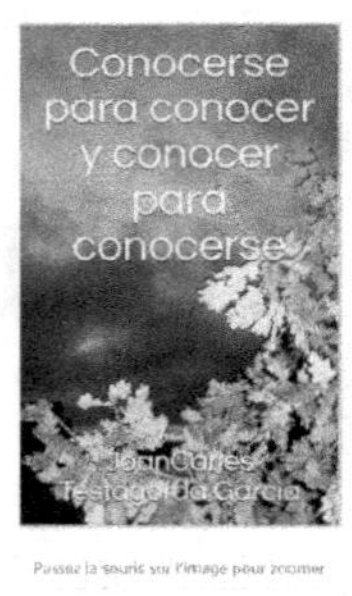

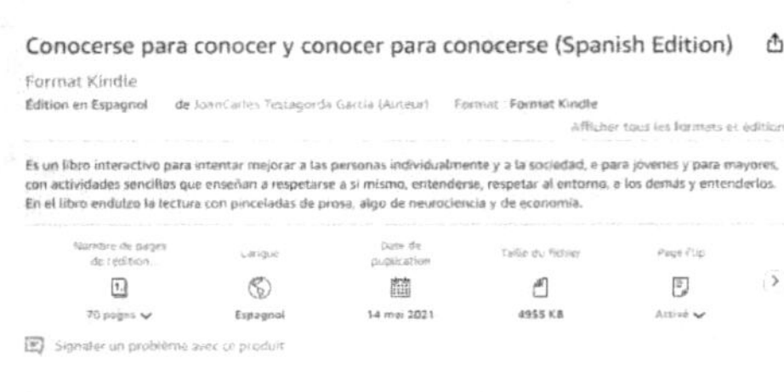

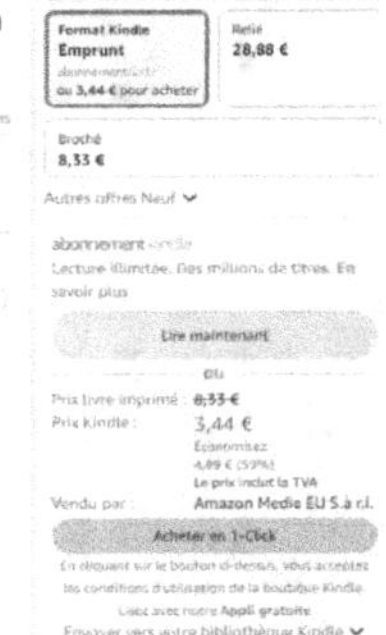

JoanCarles Testagorda Garcia es autor en solitario del otros libros de literatura, como del libro de poesía: "54 Lágrimas de una primavera ya desterrada. Volumen 2 2007-2024" Auto-publicado el día 17 de Enero de 2025, en Francia, en Amazon. ISBN 13-9798307363577

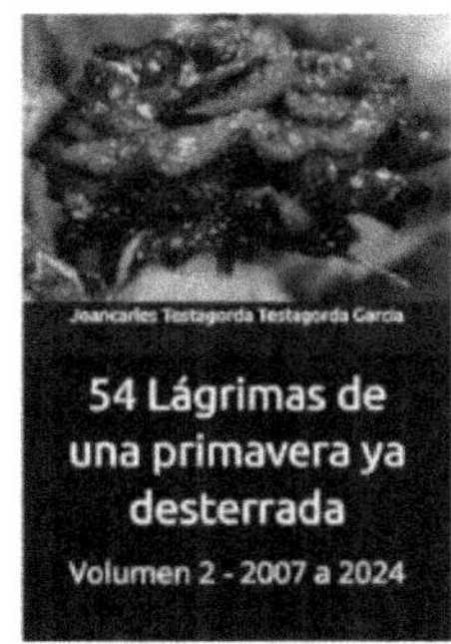

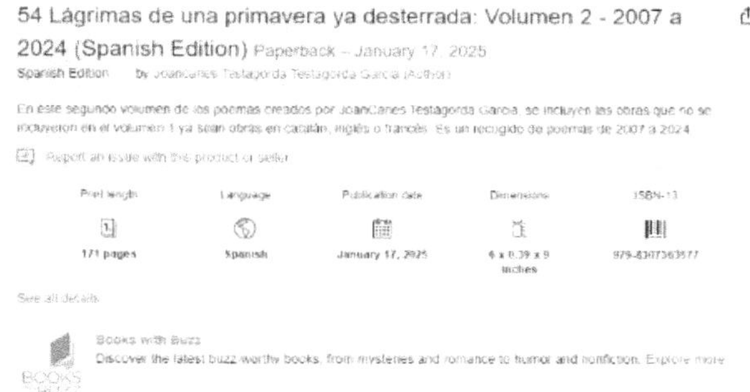

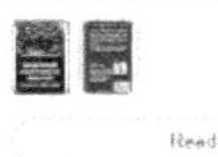

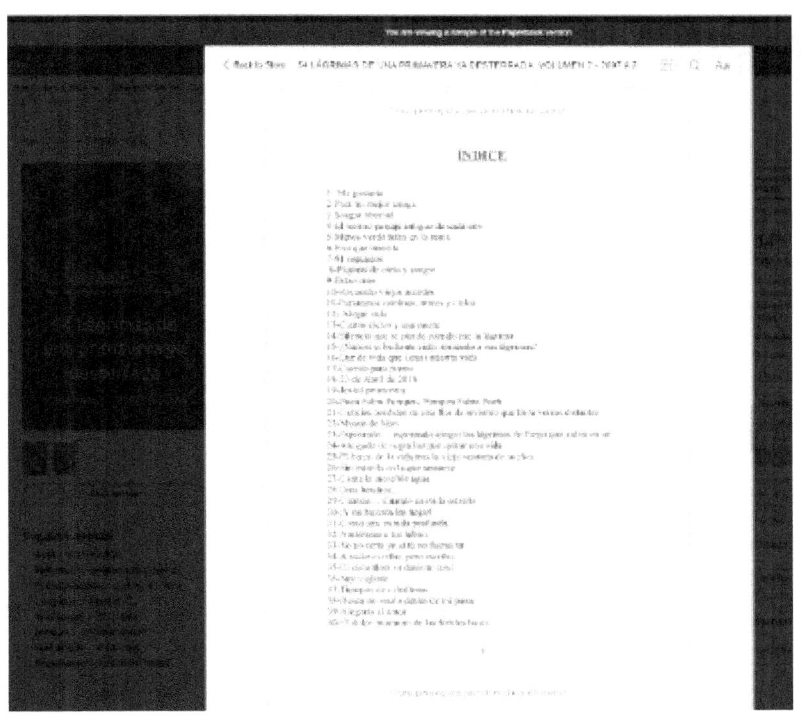

JoanCarles Testagorda Garcia es autor en solitario de múltiples obras literarias y filosóficas algunas de las cuales ya auto-publicó :
"*Relativity of values*" (unión matemática de filosofía y valores de la persona, 21-5-2017), siendo el autor en solitario de más de 100 poemas en diferentes lenguas como: "*Terre qui bat en moi*" "*Tierra que lates en mí*" (Febrero2022), "*Jovial primavera*"(2018), "*Entre crepúsculos y sueños se vierte la arena*"(2015), "*Carta d'un soldat*"(septiembre2013), "*El barco de la vida tras la vieja ventana de sueños*"(julio2019), "*Labios tardíos*"(23-4-2015), "*Espejos de esperanza*" (23-4-2015), así como autor en solitario del libro de narrativa (empezado en 2013, todavía no publicado ni acabado) "*Silencio en las alas*", además de otros textos.

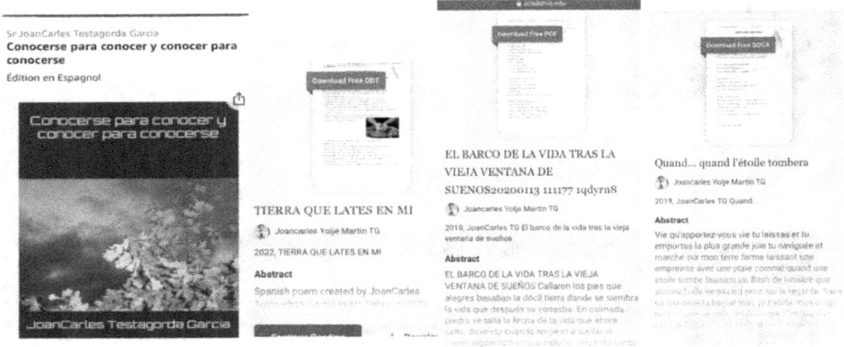

En la imagen aparece JoanCarles Testagorda Garcia. Imagen tomada el día 30 de Mayo de 2020 en Mouans-Sartoux, Alpes Côte d'Azur, Francia.

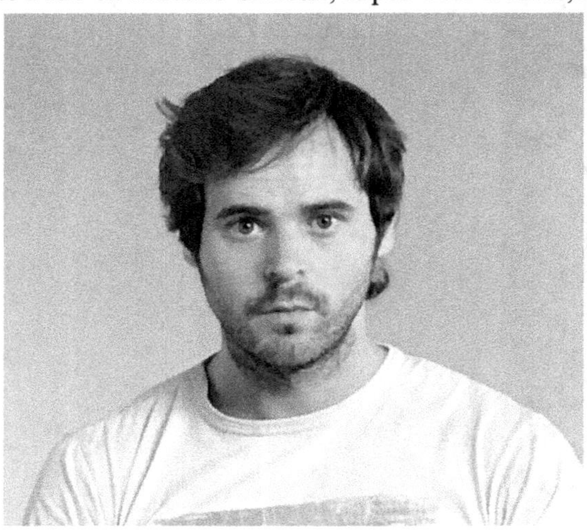

www.ingramcontent.com/pod-product-compliance
Lightning Source LLC
Chambersburg PA
CBHW052245220526
45471CB00001B/204

9798305331066